免疫統合医療
「赤木メソッド」で手術を
回避した症例

$$\text{RECIST} = \frac{\text{治療前の最大径}-\text{治療後の最大径}}{\text{治療前の最大径}} \times 100$$

$$\text{WHO} = \frac{(\text{治療前の最大径}\times\text{最小径})-(\text{治療後の最大径}\times\text{最小径})}{\text{治療前の最大径}\times\text{最小径}} \times 100$$

小山和作先生
（日本赤十字社熊本健康管理センター名誉所長）の症例

88歳　男性　下部咽頭がん（ステージ4）

2021年2月、のどに違和感があり総合病院を受診。CT検査、超音波検査、生検による組織検査、食道内視鏡検査、MRI、PET検査の結果、リンパ節転移を伴う下部咽頭がんの診断を受けた。放射線治療は期待が薄く、第一選択は手術だと言われた。手術は大がかりになるということで、権威ある専門病院を紹介された。3月、その専門病院を受診し、担当医から、「腫瘍の大きさは約3.5㎝あります。治療ですが、救命のためなら第一に手術ですね。声帯も含めて喉頭と咽頭をすべて切除しなければなりません。当然、これからは声は出ません。食べ物も流動食です」と宣告された。

予防医学に関する講演会を生きがいと感じていた小山先生は、「実は、私はしゃべるのが仕事で声帯はできれば残してほしいのですが」と懇願したが、「声帯は今のところ無事ですから、取ってしまうのはさすがにもったいないので、最初に放射線を当ててその効果を確かめたうえで手術を考えてもいいです。しかし、腫瘍は声帯に近いところにありますから、放射線が当たると呼吸困難になる可能性があるので、最初から気管切開は必要ですね」と言われ、手術を回避したいとのことで当院を受診。
3.5㎝のがんは、治療開始後1カ月半で、写真右のようにほぼ消失した。

2021年2月17日　　2021年4月17月

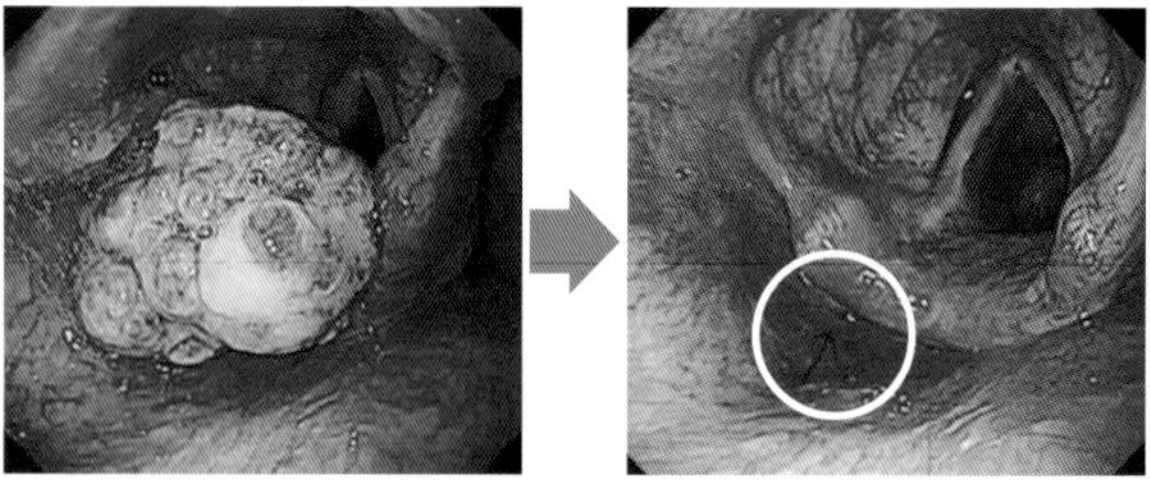

手術を受けた場合

声を失い、食事も流動食になる。

ケース
1

73歳　男性 (本文68ページ)

来院時の状態

胃がん (ステージ1)

2022年11月かかりつけ医の健康診断での胃透視検査で異常を指摘された。

その後、紹介を受けた大病院での検査で、胃がんのステージ1と診断され、主治医からは手術を勧められたが、「どうしても免疫療法を受けたい」と当院を受診。私にとって初めてのステージ1の患者様であり、慎重に経過観察を行いながら治療を行った。病巣は次第に縮小し、生検でもがん細胞は検出されなくなった。

2023年1月　　2023年4月

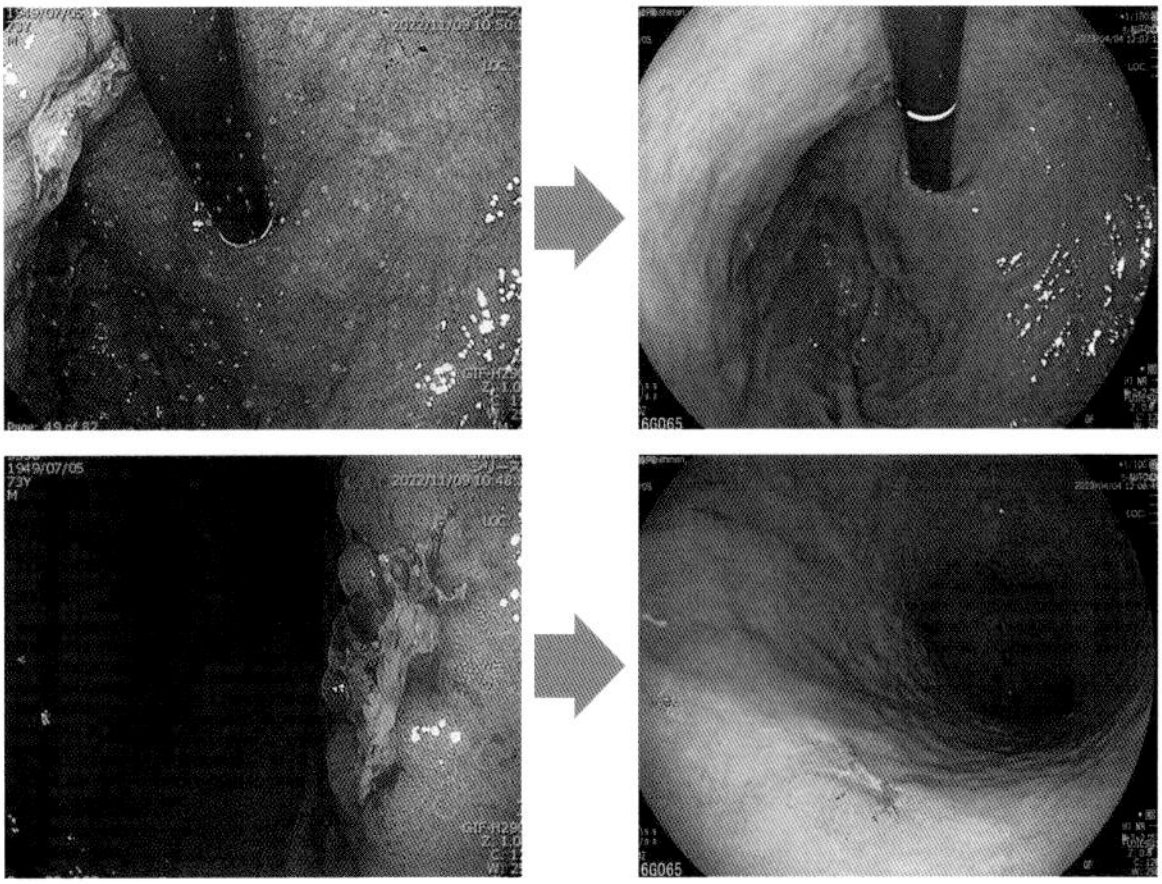

手術を受けた場合

この方のケースでは、病変が胃の上部、入り口付近にあるため、術式は胃全摘術か噴門側胃切除術になる。噴門側胃切除術は術後の逆流性食道炎が重症化することが多く胃全摘術が選択されることが多い。その場合、**食物を蓄える機能が低下するため一度にたくさんの量が食べられなくなる。消化機能の低下により、食べたものが十分に栄養にならず体重が減少。胃切除後症候群（ダンピング症候群、逆流性食道炎、輸入脚症候群、吻合部潰瘍、食欲低下、栄養障害、骨代謝障害、貧血など）に悩まされる可能性が高い。**

ケース 2

74歳　男性 (本文70ページ)

来院時の状態

前立腺がん周囲浸潤型（ステージ3）

2022年7月、2カ月間、排尿時痛、残尿感、尿の出が悪いという症状が続き、泌尿器科を受診。精密検査の結果、ステージ3の前立腺がんと診断された。担当医から手術を勧められたが悩んだ末、当院を受診。治療開始から7カ月で、がんはかなり縮小した。

2022年9月

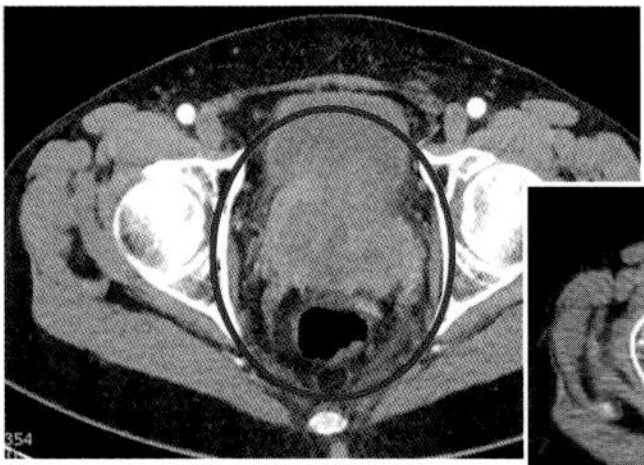

2023年3月

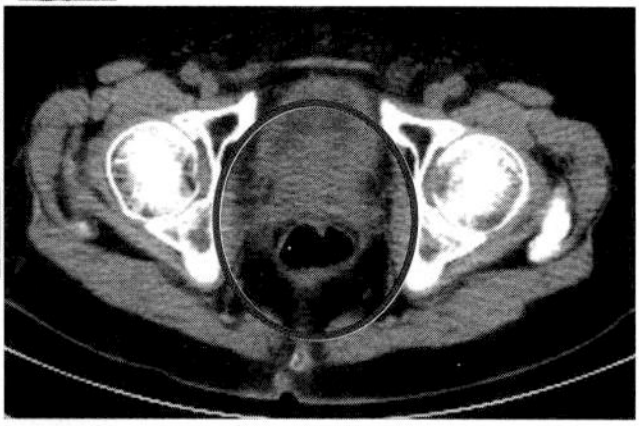

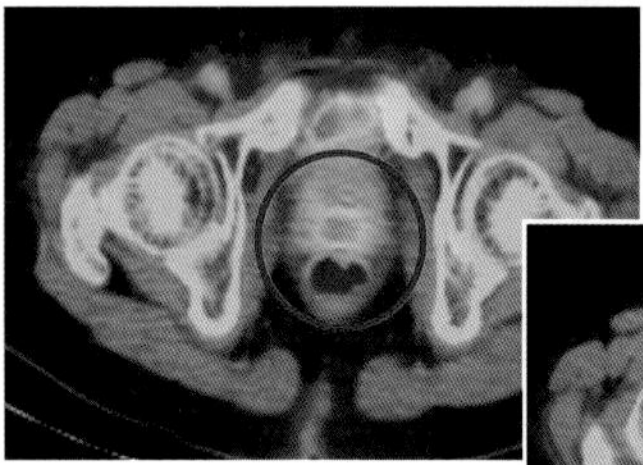

84.97×66.71㎜

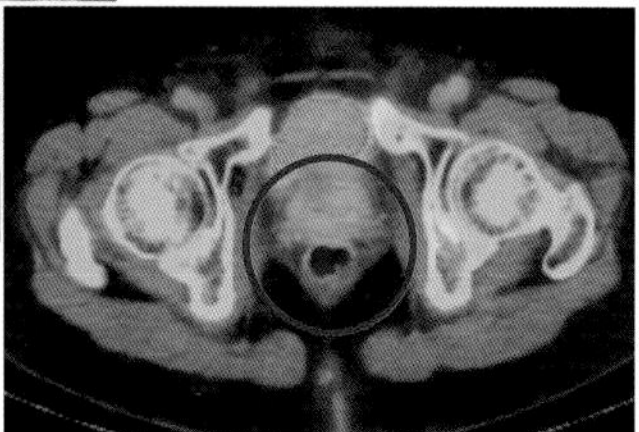

54.76×43.21㎜
35.5%縮小
WHO 58.2%

手術を受けた場合

重粒子線治療、陽子線治療を含め、
排尿障害、性機能障害が起きる。

ケース
3

70歳　女性（本文72ページ）

来院時の状態　**乳がん（ステージ3C）**

2019年9月、自宅近くのクリニックで左乳房のしこりについて相談。紹介された総合病院で検査を受け、ステージ3の乳がんと診断された。手術と抗がん剤治療を受けたくないという強い希望があり、当院を受診。

2021年3月　　2022年11月

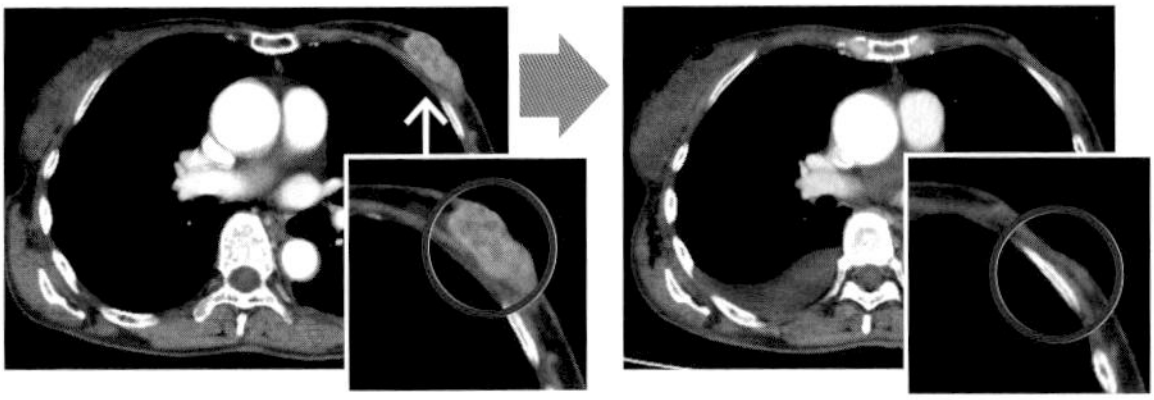

手術を受けた場合

女性のシンボルともいえる乳房を失う。

ケース
4

78歳　男性（本文74ページ）

来院時の状態　**肝臓がん（ステージ2）**

肝細胞がんのステージ2と診断され、血管造影下治療や分子標的治療が検討されていたが、この方の場合、慢性の腎臓病、肝硬変、糖尿病、間質性肺炎を抱えており、とくに腎機能低下のために上記の治療を断念。治療の選択肢を失ったものの、あきらめることなく当院を受診。2021年7月から治療を開始。

2021年7月　　2023年2月

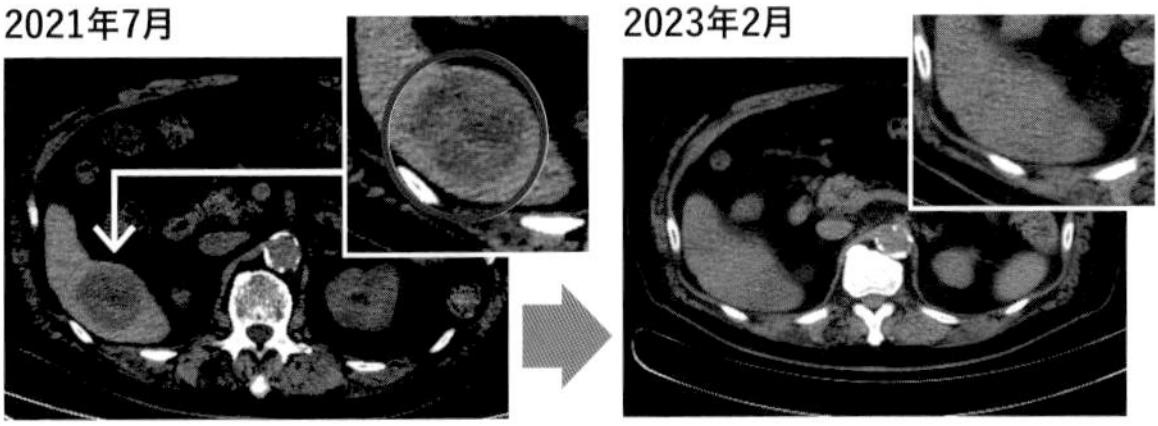

手術を受けた場合

腎機能がさらに悪化し、腎不全に陥る可能性大。

ケース
5

64歳　男性（本文76ページ）

来院時の状態　**大腸がん（ステージ2）**

ステージ2の大腸がん（横行結腸がん）が見つかり、主治医から手術を勧められたものの、10年前に経験した直腸がん（ステージ3）の手術と術後の抗がん剤治療による苦労を回避したいという思いが強く、2022年6月、当院を受診。治療5カ月後の写真右では、がんがあった部分はきれいな状態になっている。

2022年6月

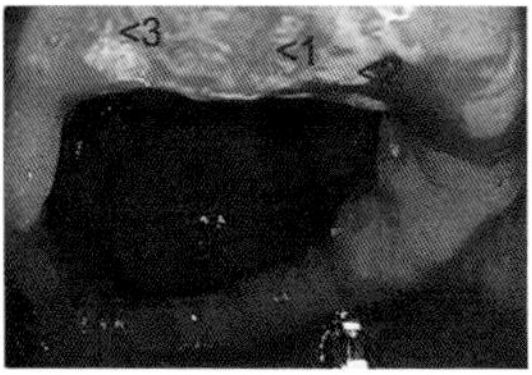

2022年11月

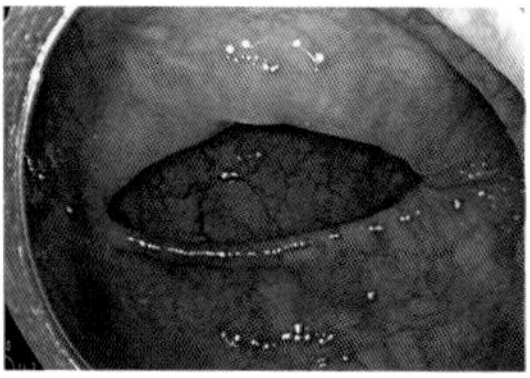

手術を受けた場合

術後の合併症が懸念される。

ケース
6

73歳　男性（本文78ページ）

来院時の状態　**膀胱がん（ステージ2）**

大学病院で膀胱の全摘手術が決まっていたものの、術後の膀胱を失うことによる排尿の苦労をはじめとするQOLの低下に悩み手術を断り、2022年7月に当院を受診。治療から7カ月後に行った膀胱鏡検査でもがんは認められなかった。

2022年7月

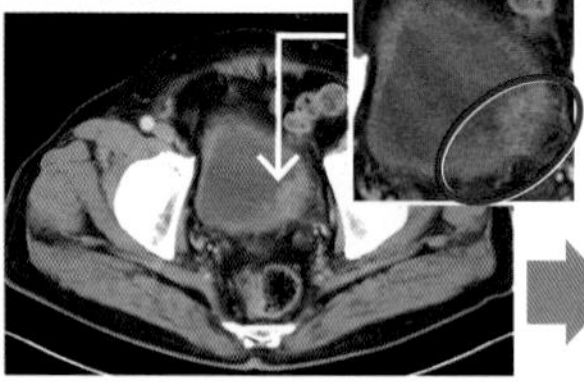

2023年2月

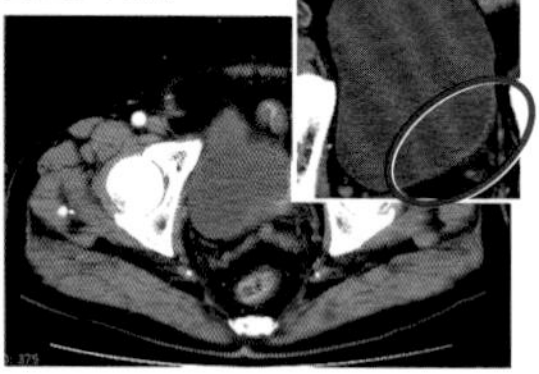

手術を受けた場合

膀胱を失い、排尿に悩むことになる。

ケース7 72歳　男性（本文80ページ）

来院時の状態 左中咽頭がん（ステージ2）

2022年1月、のどに違和感を覚え、自宅近くのクリニックを受診。舌のつけ根に腫れが認められた。その後、市民病院を紹介され、検査で左中咽頭がんのステージ2と診断された。手術、抗がん剤治療、放射線治療による治療スケジュールが決まっていたものの、術後、会話と食事が不自由になることを恐れ、治療を断り、当院を受診（2022年10月）。

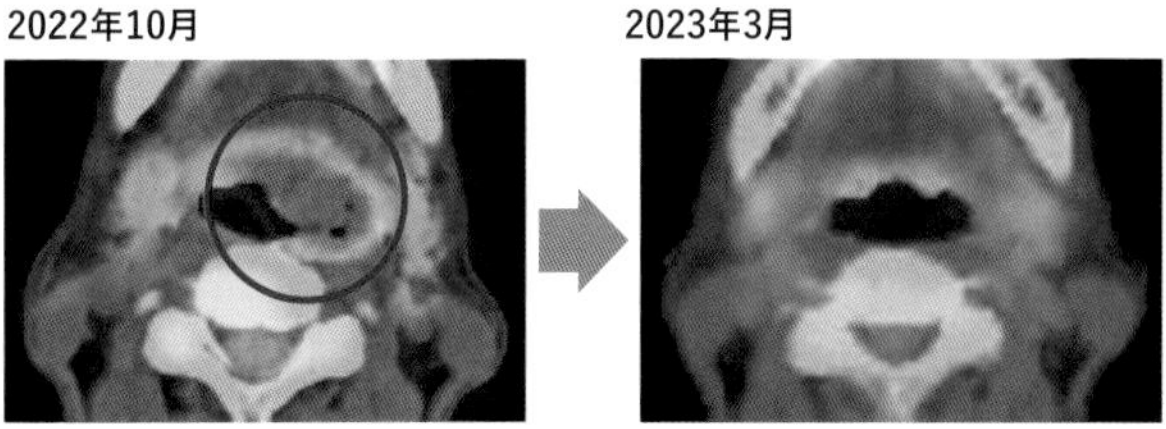

手術を受けた場合

会話や食事が不自由になる。

ケース8 女性　53歳（本文82ページ）

来院時の状態 乳がん（ステージ1）

ステージ1でありながら腫瘍のある場所が悪く、手術を行うとなると全摘が適応されるケースであるため手術を拒否。2017年当時、私が以前勤めていた病院を受診し、ハイパーサーミアによる治療を希望した。ハイパーサーミアと水素吸入療法によって約2年でがんは完全に消失した。

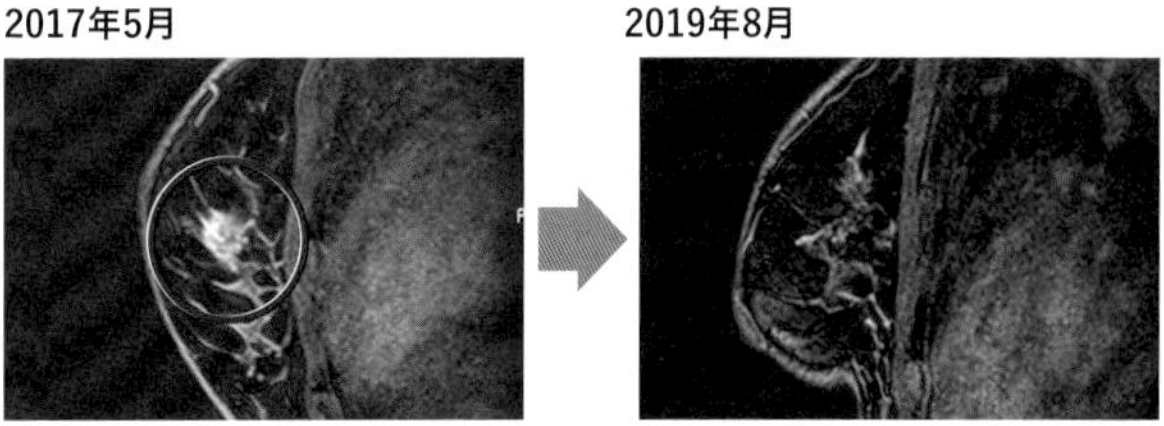

手術を受けた場合

乳房が失われる。

ケース9

73歳　男性 （本文84ページ）

来院時の状態

十二指腸がん（ステージ3B）

2022年7月、検診の腹部超音波検査で、腫瘍の可能性を指摘され、総合病院を紹介される。精密検査の結果、十二指腸がんのステージ3Bと診断され手術を勧められたが、この方のお母さまがすい臓がんの手術を受けたのち再発し亡くなった経過を見てきたことから手術を拒否し、2023年1月、当院を受診。4カ月の治療で、写真右のようにがんはかなり縮小している。

2023年1月

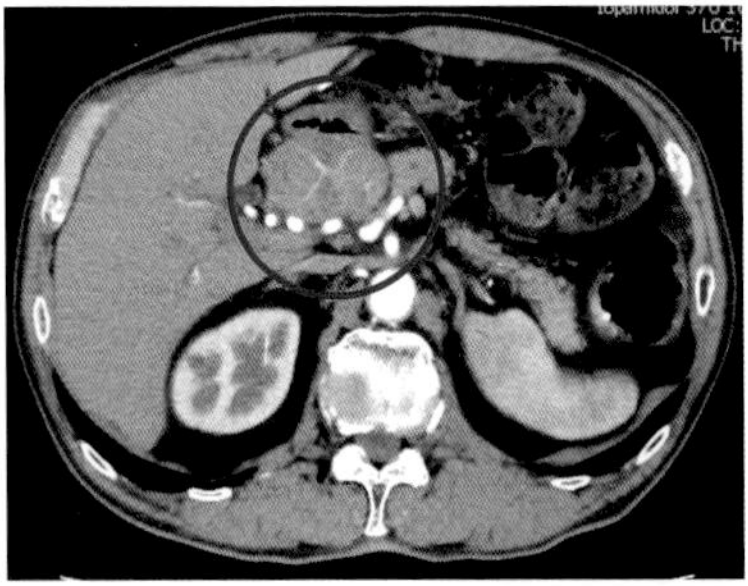

53.49×44.05㎜

2023年4月

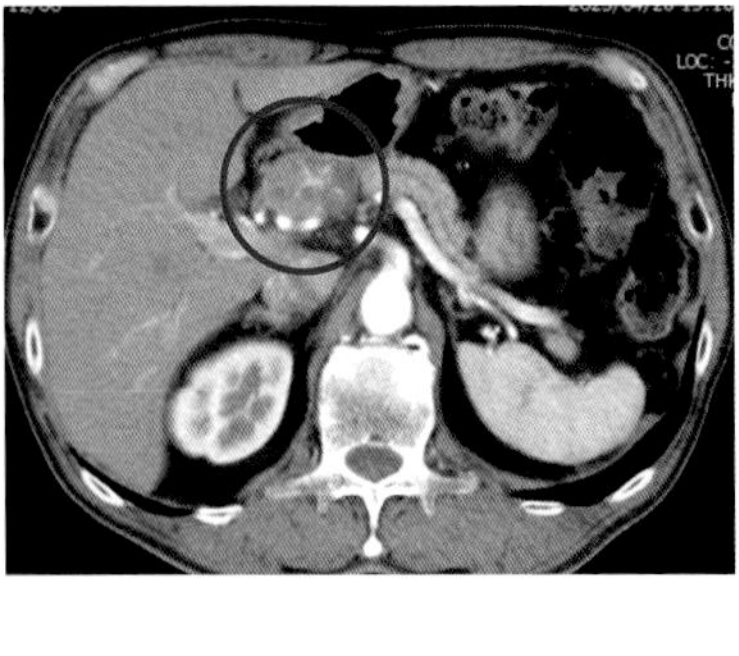

39.33×27.83㎜
RECIST　26.4%
WHO　53.5%

手術を受けた場合

このケースの手術、膵頭十二指腸切除術はすべての手術の中でも最高難度の手術であり、切除する臓器はすい臓、十二指腸、胆管、胆のう、胃と広範囲にわたるため、術中、術後の患者の負担が大きい。

がんを切らずに治す

がんを知りつくした外科医の結論

赤木純児

ワニブックス
|PLUS|新書

はじめに

がんを切らずに治す。
がんになった人にとって、これほど魅力的な言葉はないように思います。
しかし、本当にそんなことが可能なのか。疑問もわいてくることでしょう。
この疑問にお答えするため、ひとつのエピソードから話を始めることにします。

小山和作《こやまわさく》先生は、日本赤十字社熊本健康管理センターの所長を25年間も務められた予防医学の大家です。その先生が下部咽頭がんになられ、ステージ4と診断されました。
2021年の正月を過ぎたころからのどに違和感と痛みがあり、「風邪だろう」と薬を飲んで様子を見ていたそうです。しかし、どうにも治らない。のどに指を入れて触ってみると、ざらざらしたものができている。2月、知り合いの総合病院の耳鼻科を受診、画像検査を受けると腫瘍が見つかりました（口絵2ページ）。そこで手術ができる、がん専門病院の頭頸部《とうけいぶ》外科にて、その道の権威とされる医師の診察を受け、ステージ4の下部咽頭がんと診断されたのでした。これが3月1日のことです。

「声帯も含めて喉頭と咽頭をすべて切除しなければなりません」

担当医は言いました。しかし、手術をすれば、声が失われます。小山先生は現在、予防医学の重要性を広く伝えるために、講演活動を熱心に行われています。声帯を取るということは、ライフワークを失うことでもあります。

「声帯だけはなんとか残してほしいのですが……」

「今の段階であれば、声帯を残す方法を考えることは可能です。しかし、手術を早くしないと、腫瘍はますます大きくなる。それが壊死を起こして融解すると、強い腐敗臭が出てきます。咳をしたときに血管が破れて大出血する危険もある。やはり、入院治療が必要です」

「どのくらい、入院が必要でしょうか？」

「最低1カ月、長くなると3カ月は考えておいてください」

その後、担当医は治療スケジュールの話を始めました。しかし、小山先生の頭の中は半分真っ白。「よろしくお願いします」と言うのが精一杯でした。

咽頭がんの主なリスクファクターは、喫煙と飲酒。しかし、先生はどちらも嗜《たしな》みません。予防医学を専門とし、生活習慣の重要性を広く伝えてこられた先生ですから、ご自身も、大変に健康的な生活を送られていました。ただ、もともとのどが弱く、幼少期には扁桃腺をよく腫らし、切除した経験がある。大人になってからものどを痛めることが多かったそうです。

ではなぜ、ステージ4になるまで発見されなかったのでしょうか。

一因には、コロナ禍があったと思います。毎年、検診を受けていたのですが、コロナ禍に入って受診を控えられていました。

ただ、たとえ検診を受けていたとしても、咽頭がんは早期発見が非常に難しいがんです。そして、自覚症状が現れたときには、かなり進行しているケースが多くなります。

このとき、小山先生は88歳でした。たとえ声帯を取らずにすんだとしても、のどを切開すれば思うように声を出せなくなります。流動食になり、食べる喜びも失います。しかも3カ月間も入院すれば、年齢を考えると寝たきりになるリスクが高い。おそらく、再び檀上に上がることは、できなくなるだろうと考えられました。

手術するか否かは、この先、どのように生きていくか、という問題でもあります。寝たきりになっても1日でも長く生きたいのか、余命は短くなってもＱＯＬ（生活の質）を保ったまま、自分らしく最後まで生きるのか――。

小山先生の答えは決まりました。

「ただ長生きすることが人生ではない。自分らしい生き方をまっとうしたい」

がん宣告の夜、小山家で行われた家族会議にて、先生はご自身の思いを伝え、ご家族も先生の願いを受け止められました。

そのうえで、内科医として開業されているご長男が、こんな話をされました。

「免疫療法によってがんの治療をしているドクターがいる。会ってみますか？」

それが、私のことです。ご長男は私の治療法に半信半疑だったようですが、小山先生は、免疫について熟知されていたため、「これだ！」と強く感じるものがあったそうです。

翌日、小山先生は私のクリニックに来院されました。

初めてお会いした先生は、ステージ4とはいえ、とてもお元気でした。

「治療がうまくいきそうだ」

その様子からひと目で感じました。

実際、血液検査の結果から、免疫の状態がとてもよいことがわかりました。

免疫とは、ひと言でいえば、病気を防ぎ、治していく働きのこと。がんは、免疫力が弱くなったすきを狙って進行します。

私が行っている治療法は、患者さん本人が持っている免疫を、一つひとつていねいに活性化して、がんと闘える状態に持ち上げていく、免疫統合医療です。この免疫療法を「赤木メソッド」と名づけています。私は長い間、外科医として多くの手術を行ってきましたが、免疫の重要性に気づき、現在は手術をせずに免疫療法によってがんを治療しています。

小山先生は、その場で赤木メソッドに取り組まれることを決め、治療をスタートしました。一方で、食事療法や漢方、鍼灸なども熱心に行われました。また、内科医であるご長男、鍼灸師であるご次男、そして食事療法を担当された奥さまやご長女など、家族一丸となって先生を支えられました。

がん宣告から2週間後の3月15日、小山先生はがん専門病院を受診。内視鏡検査によって、がんが小さくなっていることがわかりました。

そして、治療を始めてから1カ月半後の4月17日、がんはほぼ消失しました。この経過については、口絵2ページをご覧ください。

もとの担当医たちは「奇跡が起こった」と喜び、「小山先生は、がんを呑み込んでしまったのか」と大変に驚かれたそうです。

しかし、私からすると、奇跡ではありません。治療が効いたのです。

今、日本には、がんになる人、そしてがんで亡くなる人が大勢います。

手術をすることで、臓器や機能を失う人もいます。大切な乳房や子宮を切除する女性、男性機能を失う男性、胃のほとんどを切って食が細くなる人、人工肛門になってしまう人……。がんになると、患者さんは大変な苦悩を抱えて暮らすことになります。その苦しみと迷いの中で、今、本書を手に取ってくださっている方が多いことでしょう。

また、咽頭や頭部にがんができると、手術によって、声を失うだけでなく、顔などが変形することもあります。

それでも、保険が適用される標準治療では、手術が第一の選択肢です。患者さんの生きがいはもちろん大切だけれども、それ以上に命を救うことが重要とされるからです。


ですが、「『命』と『生きがい』、どちらも守る」という選択肢は、あるのです。

赤木メソッドでは、手術を行わないため、治療が奏功《そうこう》すれば、大切な臓器や機能、外見を損なうことなく、がん発症以前と同じ生活を続けていくことができます。

抗がん剤は使いますが、ほんの少しだけです。ですから、副作用はほぼありません。

自分自身の免疫を活性化し、がんと闘える力を築いていく治療法ですから、治療が進むとともに、みなさん、元気を取り戻していきます。

では、赤木メソッドの効果は、実際、どの程度なのでしょうか。ここが肝心です。

現在、末期がんの場合、すべてのがんで5年生存率は16パーセント。これに対して、赤木メソッドでは約70パーセントの患者さんが生存日数をのばされています。

現に小山先生は、あれから2年、すっかり回復され、講演活動を熱心に行われています。90歳には見えないほど、力強い言葉でたくさんの人を勇気づけておられます。


免疫統合医療である赤木メソッドは、「がんを切らずに治す」治療法です。免疫を活性化していけば、手術をしなくても、また、標準治療のように抗がん剤を大量に使わなくても、がんは治療できるのです。

私はそのことを2021年、『がん治療の「免疫革命」』（ワニブックス【PLUS】新書）に書き記しました。すると、患者さんが全国から、私のクリニックのある熊本まで訪ねてきてくれるようになりました。

ただ一方で、こんな声も多く聞きました。

「赤木メソッドを受けたいが、熊本までは遠くて通えない」

そこで2023年秋（10月予定）、東京の築地に「TOKYO免疫統合医療クリニック」を開院することにしました。がんで亡くなる人、そしてがん難民の方々をなくしたい。この思いがますます強くなっています。

では、がん難民とは、どのような人を指すのでしょうか。

広義《こうぎ》には「自分にあった治療を受けたいが適切な情報がなく、前に進めないがん患者」「過去に受けた治療に納得できず、後悔を持ち続けるがん患者」のこと。

そして狭義《きょうぎ》には「治療は尽きたと医師から宣告されたが、国内未承認の最新の抗がん治療を受けるべく、医師を探し求めているがん患者」のこと。

現在、日本には広義のがん難民が約68万人、狭義のがん難民は約33万人いると推計されています※。

つまり、担当医からは手術や抗がん剤治療を勧められているが、もっといい治療法が

※「政策提言vol.5　がん患者会調査報告―『がん難民』解消のために―」
特定非営利活動法人日本医療政策機構発行　がん患者会調査研究委員会著　より

あるのではないかと迷っている患者さん、過去のがん治療がつら過ぎて、二度とあんな思いをしたくないという患者さんが、日本には約68万人もいる。そのうちの約33万人は、「もうできる治療は何もない。緩和ケアに移られてはどうですか」と標準医療から見放されてしまった患者さんたちです。

2年前に前著を出版したとき、赤木メソッドは狭義のがん難民の方々を対象としていました。標準治療から見放された末期や再発のがん患者さんたちです。私自身、外科医であった経験から、標準治療で治る可能性のある患者さんは、標準治療を受けたほうがよいと考えていました。

しかし、標準治療が可能な状態とはいえ、「手術をしたくない」「抗がん剤治療で苦しい思いをしたくない」という患者さんは大勢います。実際、「早期がんですが、赤木メソッドで治療したい」「手術によって、ライフワークを失いたくない」と来院される患者さんも増えてきました。

現在、赤木メソッドはさらなる進化を遂げ、ほとんどのがん患者さんを受け入れられるようになっています。「論より証拠」と言います。実際の効果を知っていただくため、本書では実例を多く掲載していきます。

現在、がんに悩まれている方、そして大切な人ががんに苦しまれているという方は、ぜひ、本書をじっくりと読んでみてください。

どの治療を選ぶかは、「どう生きていきたいか」という人生観から自分自身で決めること。本書ががん治療と人生を見つめ直すきっかけになりましたら、医師として望外《ぼうがい》の喜びです。

第4章 がんを切らずに治す最新「赤木メソッド」 123

第5章 日本人が知らないがん治療の現状

第1章

なぜ、私は「がんを切らずに治す医師」になったのか

「がんを切る医師」が感じ続けた限界

３年前まで、私は消化器がんの外科医としてメスを握っていました。外科医になっておよそ30年間、５０００例近くの手術をしてきたと思います。

「私、失敗しないので」という名ゼリフで大人気の医療ドラマがあります。自分でいうのもなんですが、私も外科医としての腕はよいほうだったと思います。がん専門の外科医の腕のよしあしの判断には、腫瘍を完璧に取り除くことはもちろん、「いかに出血を少なく、きれいな手術ができるか」という点があります。私も、手術の腕を懸命に磨き、一人ひとりの命と向きあう外科医の仕事に誇りを持っていました。

手術室に入れば、２時間、３時間はあっという間に過ぎていきます。８時間以上、がんと格闘することも少なくありません。口絵に掲載した小山和作先生のがんの写真を見てください。がんとは、あんなにも悪そうな顔をしています。放っておけば、どんどん大きくなり、人の生命を奪います。その敵を排除し、患者さんの命を救うための手術は、外科医にとって何よりも神聖です。

ところが、どんなに完璧に手術を終えたとしても、「絶対」はありません。ここがドラマと現実の大きな違いです。手術に絶対はない。なぜなら、たとえ手術は完璧だったとしても、がんには再発の可能性がつきまとうからです。

現代医学では、「腫瘍をきれいに取り除ければ、がんは治る」とするのが常識です。私も、それを信じてきました。だからこそ、手術の腕を磨き続けました。しかし、どんなにがんばっても、再発する患者さんが一定数いるのです。

「なんのために、私は手術に心血を注いでいるのか。本当に患者さんの命を救えているのか」

再発した患者さんを診察室で出迎えるたびに、無念でなりませんでした。

一方で、こんな思いがどんどん強くなっていったのです。

「一度は消えたはずのがんが、なぜ、息を吹き返すのだろう。必ず理由があるはずだ」

私は医師として忸怩《じくじ》たるものを抱えながら、その答えを探し続けるようになりました。

がんという大敵に一矢報いたい

２０１３年、がん治療に対する考えを改める大きなきっかけがありました。

再発した患者さんをなんとか救う方法がないかと「何か」を探し続けてきた中で、「ハイパーサーミア」という温熱療法を知ったのです。

がんには、低温を好み高温を嫌うという性質があります。ハイパーサーミアの機械からは、８メガヘルツの電磁波が出ていて、体を中心部から温めることができます。それによって、がんを特異的に叩いていけるのです。

しかも、体を温めると、免疫の働きが活性化します。血流が促進されるため、免疫細胞を体のすみずみまで行きわたらせることもできます。

つまり、ハイパーサーミアは、「がん細胞の排除」「血流促進」「免疫細胞の活性化」という３つのことを一度に行える治療なのです。

これを知ったとき、「がんという大敵に一矢報いることができる」と直感しました。勉強することで、「がん治療の一助になる」という確証を得ました。都心のマンション

1室分にも相当する高価な機械でしたが、当時、勤めていた病院の理事長に頼み込みました。

ちょうどそのころ、ステージ4の大腸がんの女性（80代）が入院してきました。

がんには、進行の具合によって、ステージ0〜4までの5つの段階があります。

ステージ4というのは、がんが大きく広がり、転移もしていて、手術が大変に困難な状態です。なお、ステージ4の中でも、「標準治療では、できることがない」状態まで進行したがんを「末期がん」と呼びます。

この女性の状態は、末期がん。すでに肝臓と肺にも転移していて、肺には水がたまっていました。呼吸すら「フーッ、フーッ」とひどく苦しい様子です。

すぐに、肺の水を抜く処置を行いました。しかし、がんそのものに対しては、標準治療でできることがありませんでした。余命いくばくもない状態だったのです。

どうしたものか。私は考えました。患者さんは、「なんでもいいから、できる治療をしてほしい」と望んでいます。そこで、病院に導入されたばかりのハイパーサーミアを使うことにしたのです。

同時に、抗がん剤も投与しました。ただし、80代という年齢を考えると、標準量では体に負担が大き過ぎます。そこで、標準の3分の1から半分の量を使用しました。

「えっ、末期がんが消えた⁉」

その女性の状態は、正直なところ、末期がんの中でもさらに深刻な状態でした。

それでも、私が治療を行うことにしたのは、「死にたくない」という患者さんの思いが強かったから。その願いが痛いほど伝わってきて、「もうできることは何もありません」とは、とても言えなかったのです。

ハイパーサーミアと低用量抗がん剤という治療を行っても、効果を期待することは、正直言ってできない。でも、患者さんの苦痛をわずかでも取り除いて、楽にしてあげたい。願いはそれだけでした。

ところが、です。現代医学の「常識」をひっくり返すほどのことが起こったのです。末期の状態にあったがんが、きれいに消えたのです。

あまりに予想外かつ衝撃的な出来事でした。

「こんなことが本当に起こり得るのか？」

わが目を疑いました。自分で行った治療ながら、「どういうことだ」という疑問と喜びで、頭の中がいっぱいです。いったい何が起こったのか——。

私は追求しました。そして、ひとつの大きな答えを導き出しました。

「免疫の働きを活性化すれば、がんは消えるのではないか」という希望です。

「免疫」とはなんですか？

「免疫」という言葉を、みなさんもよくご存じでしょう。

きっかけは、新型コロナウイルスの大流行ではなかったかと思います。コロナ禍で免疫の重要性が知れわたりました。

新型コロナウイルスの発生時を思い出してください。特効薬もワクチンもない中で、私たちは体ひとつでウイルスに立ち向かいました。感染しても発症しない人、軽症ですむ人がいる一方で、重症化する人、亡くなる人もいました。その違いは、どこにあったのかといえば、その人の免疫力です。

体内に入り込んだウイルスを排除してくれるのは、免疫です。免疫の働きがよい人は、病気を防ぎ、治す力も強いのです。

同じことが、がんに対しても言えます。

私たちの体内では、「1日に約5000個のがん細胞が発生している」とする学説があります。つまり、すべての人の体内に、がん細胞は「いる」のです。

しかし、誰もががんを発症するわけではありません。免疫が、がん細胞を見つけ次第、叩き殺してくれているからです。

「免疫とは、簡単に言うと、どんな働きですか?」

そんな質問をよくされます。私は、

「病気を探し出し、その芽を摘み、治していく、いわば『監視システム』」

と答えます。がん監視システムは、がん細胞を見つけたら徹底的に排除する働きを持ちます。その働きがあるからこそ、私たちの体はがんから逃れることができるのです。

事実、ひとつのがん細胞が成長して腫瘍となるまでには、長い時間が必要です。たとえば、胃がんであれば10〜15年はかかると見られています。これは、免疫のがん監視システムが働いていて、がんの成長を抑え込んでいるためです。

しかし、水面下における長いがんとの闘いは、免疫をだんだんと疲れさせていきます。しかも、がんとは、なんとも「ずる賢い性質」を持っています。がんが大きくなるにつれて、免疫細胞の一部を味方につけたり、自分の周囲を「がんが成長しやすい環境」へと変えていく力を発揮していきます（詳しくは、第３章でお話しします）。

すると、免疫はますます疲れてしまいます。そうして、あるとき、がんと免疫との力関係が逆転します。こうなったとき、免疫はもはやがんを抑え込めません。がんは急成長を始めて、体にさまざまな症状を引き起こしていくのです。

がんの「ステージ」とは？

ここで一度、がんの標準治療について整理しておきましょう。

がんは、進行の具合によって、ステージ0〜4にわけられます。

この5つのステージは、「がんの大きさ」「リンパ節への転移の有無」「遠隔転移の有無」の3つの要素から診断されます。ただし、臓器によって細かな違いがあります。

◎ステージ0　がん細胞が上皮内にとどまっている。リンパ節への転移はない。
◎ステージ1　がん細胞が筋肉層でとどまっている。リンパ節への転移はない。
◎ステージ2　がん細胞が浸潤《しんじゅん》（周囲に浸み込むように広がること）しているが、リンパ節への転移はない。または、浸潤はしていないが、リンパ節への転移がある。
◎ステージ3　がんが浸潤し、リンパ節への転移もある。
◎ステージ4　原発巣《げんぱつそう》（最初にがんができた場所）から他臓器へがんが転移している。

がんを発症すると、これらのステージから治療方針が決められていきます。

現在、日本では、「外科治療（手術）」「薬物療法（抗がん剤）」「放射線治療」の3つががんの標準治療とされ、３大治療とも呼ばれています。なお、標準治療には、医療保険が適用されます。

ではなぜ、がんは「早期発見・早期治療が大事」といわれるのでしょうか。

標準治療で「がんが治る」ためには、「手術ができるかどうか」が、重要なカギを握ることになります。

ステージ２、ステージ３の一部までは手術ができるため、治る可能性が高いとされます。一方、ステージ４になると、ほとんどのケースにおいて手術ができなくなります。がんが原発巣を越えて広がって、他の臓器やリンパ節にまで転移し、手術で切り取れない状態だからです。こうなると、がんが治る可能性は極めて低くなる、と一般にはされています。

なぜ、再発は起こるのか

ちなみに、外科医にとって腕の見せどころは、ステージ３です。がんが周囲に広がり始めている状態。その難しい手術を完璧に行える技術を持つことが、「本物の外科医」の条件のように医師たちの間では語られています。

私も外科医であったころ、ステージ3の手術になるといっそう闘志がわきました。

しかし、どんなに完璧な手術ができたとしても、ステージ3の場合、高い確率で再発が起こります。これは本当に悔しく、悲しいことでした。

がんは再発すると、ほとんどのケースにおいて手術ができません。

そのため、再発がんに対して、標準治療では抗がん剤治療を行っていくことになります。しかし、正直なところ、効果はほぼ得られない。このことは、抗がん剤を扱う医師ならば、誰もがわかっていることです。

私の感覚では、再発時の抗がん剤治療は、数パーセントの確率で効けばよいという程度です。

それほど、再発がんの治療は難しくなります。手術はできない、抗がん剤も効かないという状態に、体がなってしまうからです。

ではなぜ、再発は起こるのでしょうか。

このことについて、科学的な証明はまだされていません。ですが私には、「こういうことではないか」と考える機序《きじょ》があります。

手術の際、がん細胞が、体内に飛び散ることは、よくあります。そこで、標準治療では「再発予防」という名目で、術後に抗がん剤を使ってがん細胞を叩いていきます。

抗がん剤には、がん細胞を殺す力があります。しかし、正常細胞も傷つけます。免疫細胞もひどくダメージを負います。

そのとき、免疫の状態はどうなっているでしょうか。著しく悪化しています。がん監視システムは、すきだらけの状態です。そのすきをつくようにして、隠れていたがんがヒョッコリと現れ、再び成長を始めます。

こうなると、がんの成長はもちろん、転移もくい止められません。スピーディに進行してしまうのです。

抗がん剤は、免疫細胞も叩いてしまう

免疫を著しく低下させてしまう原因のひとつは、抗がん剤の「使用量」です。

問題があるのは抗がん剤そのものではなく、使用量だと私は考えています。

医療保険の範囲内で抗がん剤を使う場合、ガイドラインで細かく使用方法が決められています。抗がん剤にはさまざまな種類があり、使う順番も量も指示されています。

では、抗がん剤の使用量は、どのように決められているのでしょうか。

それは、体重や体表面積から算出された、「がんを最大限に殺せる量」です。

どれだけの量を使えば、がんにダメージを与えられるのか。その考えにもとづいて、抗がん剤の使用量は定められています。

最大の目標は、がんを倒すこと。ですから、抗がん剤の使用量も、人が死なないギリギリの最大量が投与されることになります。

よって、抗がん剤治療を続ければ、がん細胞はたくさん死にます。

しかし、抗がん剤には、がん細胞のみを狙い撃ちするような働きはありません。使用

量が多くなれば、そのぶん、死んでいく正常細胞も多くなります。これによって、大変に苦しい副作用が現れます。髪の毛が抜ける、吐き気・嘔吐、下痢・便秘、皮膚障害、味覚障害など、さまざまな症状が起こってきます。

しかも、がん撲滅に向けてともに闘っている免疫細胞も傷つき、疲弊していきます。このようにして、治療が長くなるほど、体はがんと闘う力を失っていくのです。

ステージ３、４の「切除不能」と診断されたがんや再発がんに対しても、ガイドラインには決められた量の抗がん剤を投与することが示されています。

しかし、ここまで進行していると、抗がん剤治療だけでがんを治そうとするのは困難です。実際、がんを倒す前に、体が副作用の害に負けてしまうケースが多くなります。

少量の抗がん剤は免疫を活性化する

だいぶ遠回りをしましたが、話をいったん「ハイパーサーミア＋低用量抗がん剤」の第１号の患者さんのケースに戻します。

なぜ、あの患者さんのがんは消失したのでしょうか。

ハイパーサーミアでがん細胞を狙い撃ちにしつつ、免疫を活性化できたことがひとつ。

もうひとつの理由は、抗がん剤の使用量を減らしたことにありました。

大量の抗がん剤は免疫細胞を殺すが、低用量の抗がん剤は、免疫を活性化させるのではないか。このことを、多くの患者さんの治療を行う中で、私は考え続けていました。けれども確証を持てず、それまでは患者さんに行っていませんでした。標準治療では、薬の使用量を減らすことも認められていないからです。そのため、低用量抗がん剤治療は、自由診療となります。自由診療は、保険が適用されないため、全額自己負担。よって、国が承認している薬を使うのに、「少量しか使わない」という理由で、経済的負担が大幅に増えるということが生じてしまうのです。

このことを患者さんに相談すると、「自由診療でもいいので、できることをしたい」と答えてくれました。すると、がんが消失するという予想以上の効果が表れたのです。

私が気づいたのですから、すでに低用量抗がん剤治療を行っている医師がいるのではないかと探してみると、ひとりだけ見つけることができました。

私はすぐに会いにいきました。その先生は、低用量抗がん剤治療によって、すでに一定の成果を出されていました。

このときから、私は外科医としてメスを握りつつも、末期がんや再発がんの患者さんに対して「ハイパーサーミア＋低用量抗がん剤」という免疫療法を本格的に始めました。

成果は得られました。約30パーセントの患者さんが生存日数をのばしたのです。

「水素」との出合いが人生の転機に

ハイパーサーミアも低用量抗がん剤も、免疫を活性化させる治療法です。

「免疫の状態をよくしていけば、末期がんであっても治療効果が上がる」

と、確かな手ごたえがありました。

ただし、患者さんの命を救うのが医師の仕事と考えれば、成功率30パーセントという数字は十分とはいえません。

「他にも何か方法があるはずだ」と「何か」を探し求めていたころです。さらなる大きな転機がやってきました。２０１６年のことでした。

ヘリックスジャパン※という企業の社長（現会長）が、水素ガス吸入機を持って、熊本までやってきました。社長は当時で80代。見た目より若々しく、「なぜ、水素ががん治療によいのか」と情熱的かつていねいに一つひとつ説明されました。

そのときの私は半信半疑でした。がん治療の難しさを知り抜いていたため、「水素を吸うだけで改善するほど、がんは簡単な病気ではない」との思いがぬぐえなかったのです。それでも社長は熱弁をふるいます。「そこまで言うなら、１台置いていってください」と答えました。

このとき、私には心配している患者さんがいました。

乳がんの68歳の女性です。彼女が診察室に入ってきたとき、ひと目で「もう退院できないだろう」と感じました。乳がんの手術後、再発し、肝臓や脊髄にもがんがたくさんできていました。しかも、首のリンパ節にも転移していて、右あごの下がパンパンに膨れ上がっていたのです。

抗がん剤は、その時点でガイドラインに沿ってすべて使い切っていました。

あごの痛みも、全身の痛みも、相当に強い様子です。せめて、患者さんの苦痛を取り除き、楽にしてあげたい。しかし、ハイパーサーミアと低用量抗がん剤治療だけで、効果が得られる状態にはすでにない。他に何かできることはないのか。そのとき、水素ガス吸入器を思い出したのです。

「何もしないよりはましだ。ちょっと使ってみよう」

期待はしていないけれども、気休めにはなるかもしれない。そんな思いで、患者さんに水素を吸ってもらいました。

すると、またも奇跡が起こったのです。

水素ガス吸入を始めてわずか２週間、あごの腫れがスッキリと消えたのです。

これは、首のリンパ節に転移したがんが小さくなったことを表します。

腫瘍マーカーという、がんが生み出す特殊なタンパク質を調べる検査をしてみると、水素ガス吸入を始める前は、非常に高値であったのに、ストンと落ちていました。

※ヘリックスジャパンは、大学や学術団体、医療機関と連携し、「水素吸入器」の研究開発、販売、レンタルを行っている企業。https://herixj.co.jp

顔色もよくなり、痛みもなくなった。画像検査をすると、がんが小さくなっています。まだ治療が必要な状態ではありましたが、通院を約束して退院されていったのでした。

「これは、チャンピオン症例なのか?」

末期がんの患者さんのがんが小さくなり、消えていったという事実に「すごいことが起こった!」と、興奮する気持ちを抑えきれませんでした。

しかし、一方では「チャンピオン症例ではないのか」という疑念を持つ人もいます。

チャンピオン症例とは、99例に効果がなくても、1例だけ望ましい治療効果を得られたら、その症例を大きく取り上げて「効果があった」と発表するケースのことです。

末期がんや再発がんの方は経験があると思いますが、保険診療での治療中、抗がん剤治療を医師から勧められたとき、「この薬は効くのですか?」と問うと、「効いた人もいます」と言われることがあります。

これは、ほとんどの場合において、チャンピオン症例です。

なぜ、こうしたレアケースが起こってくるのでしょうか。

どれだけ抗がん剤で叩かれても、免疫を高く保てる人が、まれにいます。こういう人は、ステージ４のがんで標準治療を受けても、生き残れます。

しかし、ほとんどの人はそうではありません。ステージ４のがんを叩いていくには、大量かつ作用の強い抗がん剤が必要です。その治療を受けて、免疫を正常に保てる人は、１００人に１人程度だろうというのが私の感覚です。

それにもかかわらず、医師たちは「効いた人もいます」と答えてしまう。保険診療では決められた治療をすることが大事だからです。よって、頭の中では「効かないだろう」と思いながらも、「もしかしたら」とチャンピン症例に望みをかけるのでしょう。

ですが、私が行いたい治療は、チャンピオン症例をつくることではありません。がんに苦しむ方々を救うことです。

そこで、水素ガス吸入療法にどれほどの効果があるか、研究を行いました。

結果、水素ガス吸入を加えると、「ハイパーサーミア＋低用量抗がん剤」のみで治療を行っていたときより、治療効果が格段に上がることがわかったのです。

「がんを切る医師」から「切らずに治す医師」へ

水素ガス吸入は、がん治療の革命になる。そう考えています。

この革命的な治療法を得て、私はメスを置く決心をしました。

がん治療には、手術が必要と、外科医であった私はずっと信じ切ってきました。ところが、手術をしなくても、末期がんや再発がんが消えていくことを目の当たりにしたのです。それも、1例だけではありません。多くの症例で同じ経験をしました。

がん治療に必要なのは、「がんを徹底的に排除する医療」ではない。「免疫を活性化して、自分の力でがんを治していく医療」。末期がんの患者さんが、手術をせずとも元気になられていく姿を見るにつれ、免疫療法を行うことこそが、私の天命ではないのかと考えるようになったのです。

2020年、「くまもと免疫統合医療クリニック」を設立しました。

治療の主眼としているのは、免疫力を一つひとつていねいに立ち上げていき、がんを治していくこと。免疫こそが、がん治療の主役です。

だからこそ、免疫力を低下させるような治療は行いません。ただひたすらに免疫力を高めていく治療をいくつも組みあわせながら行っていきます。

このように、免疫を活性化するさまざまな補完代替医療を西洋医療と組みあわせて行う治療のことを「統合医療」と言います。私のクリニックでは、とくに免疫を活性化させることに主眼をおいていますので、「免疫統合医療」としました。そしてこれを「赤木メソッド」と名づけました。

赤木メソッドの場合、治療効果の判定は、３カ月後に行います。

免疫統合医療を始めて免疫が立ち上がるまでに、２〜３カ月間はかかります。ですから、だいたい３カ月後に画像診断を行います。ここで、がんが小さくなっていれば、「効果が出ている」と判断します。また、腫瘍マーカーも調べます。数値が下がっていれば、「効果あり」とわかります。

つまり、治療開始から３カ月間が勝負となります。

なかなか越えられない「3割の壁」

現在、赤木メソッドでは約70パーセントの患者さんが生存日数をのばすことに成功しています。ただ、裏返せば、30パーセントの人の余命はのばせていないことになります。

ここはあらかじめ正直にお伝えします。私はがんを切らずに治療を行っていますが、その効果は100パーセントではない。現在のところ、生存日数をのばせているのは、70パーセントの患者さんだけです。

「末期がんや再発がんのすべての人を救える」という状態には、残念なことに届いていないのが現状です。赤木メソッドには、まだ「何か」が足りていないのです。

ですから、治療効果を100パーセントに近づけていくため、現在もその「何か」を求めて、さまざまな治療法を試しています。

このことは、治療を始める前に必ず患者さんにも伝えます。

「治療をしても、必ず治るとは限りません。7割の人に効果がありますが、3割の人は生存日数をのばせていないのが現状です。それでも治療を行いますか？」

100パーセントの効果を約束できないことは、赤木メソッドも標準治療も同じです。ただし、赤木メソッドは自由診療になってしまうため、基本的には全額自己負担になります。「お金はかかった。でも、治らなかった」ということが、非常に残念なことではありますが、3割のケースで起こってしまうのです。

ただ、ご自身がどちらになるかは、治療を始めてみなければわかりません。

とはいえ最近は、患者さんを見ると「この人は、よい結果が出そうだな」ということが、第一印象からわかるようになってきました。長年培ってきた勘のようなもので、科学的根拠があるわけではありません。

そうした勘をあえて言葉にしてみるならば、「言動から生きる意欲を感じる人」。やはり意欲的な人は、治療の効果が出やすくなります。

反対に、話しかけても心がどんよりとしていて、反応の乏しい人もいます。エネルギーが感じられない人は、結果も難しくなるケースが少なくありません。

「オレは、もういつ死んでもいいが、家族がしつこいからしかたがなく来た」という人もいます。人生をあきらめた状態では、免疫がなかなか向上していかないのです。

それほど、免疫とは心の状態に強く影響されます。免疫療法の3割の壁を乗り越えるには、患者さんの「生きたい」と願う意欲が、何より大切なのかもしれません。

すい臓がん治癒率100パーセントを目指したい

発見されたときにすでに末期がんであったために、治療をまったく受けていない状態で来院される患者さんも大勢います。

こうした人は、治療によって免疫がダメージを負っていないぶん、末期がんであっても赤木メソッドがうまく進むケースが多くなります。いかに免疫にダメージを与えていない状態で、免疫療法に入れるか。これは、予後に大きくかかわってきます。

ただし、「絶対」ではありません。とくに治療が難航するのが、すい臓がんです。

すい臓は、胃の後ろ側に位置し、長さ20センチメートルほどの細長い臓器です。消化液やホルモンの分泌など非常に重要な働きをする臓器でありながら、血流が滞りやすい場所にあります。

血流が悪くなりやすい、ということは、免疫細胞も届きにくいことを示します。そのため、がん監視システムからがんが逃れやすいのです。

しかも、すい臓は肝臓と同じく「沈黙の臓器」と呼ばれ、自覚症状が現れたときにはすでに進行しているケースがほとんどです。

ちなみに、すい臓がんは、すい臓の頭の部分にできたときには、黄疸《おうだん》が出ます。反対に、しっぽのほうにできると、体重減少が起こります。いずれの場合も、がんが進行すると背中に痛みが現れます。すい臓の周りには神経叢《しんけいそう》がたくさん存在します。がんが大きくなってくると、神経叢が圧迫されて、背中に痛みが出てくるのです。

こうした自覚症状が現れたときには、すでにステージ4であることがほとんどです。では、人間ドックを受ければ早期発見できるのかといえば、ＣＴやエコーなどの画像検査でも、すい臓がんは見つけにくいのが実情なのです。

私の患者さんにも、末期のすい臓がんの方が少なからずいらっしゃいます。よい結果を得られる方がいる一方で、亡くなられていく方もいます。

その一人に70代前半の男性がいました。末期のすい臓がんの患者さんで、発見されたときには、すでに肝転移が見られました。標準治療を断って、私のクリニックに来てくれたのですが、治療を始めて7～8カ月後に亡くなられました。赤木メソッドを3カ月間行っても、目に見える効果が得られなかったのです。

ただ、死を迎えるとしても、免疫の状態を改善させていくと、最期の過ごし方がまるで違います。QOL（生活の質）を長く保てるからです。この男性も、家族とともに好きなものを食べ、残された時間を自宅で楽しまれ、最期は眠るように逝かれました。死に顔もとてもきれいだったと聞いています。

ただ、できることならば、治っていただきたかった。現在の赤木メソッドにおけるすい臓がんの改善率は30パーセント前後ですが、これを他のがんと同じように70パーセントに近づけていくことが、私の目標のひとつです。

すい臓がんも、日本人に増えているがんのひとつです。5年生存率は、わずか2パーセント。助かるのは、標準治療では50人に1人という割合です。

なお、すい臓がんもステージ2までは手術の適用になります。しかし実のところ、手術がうまくいったとしても、再発率が高いのがこのがんの性質です。

この難しいがんの治癒率を上げていきたい。それが叶ったら、赤木メソッドの信頼性も「絶対」に一歩近づくのではないかと思うのです。

「手術可能な人」がやってきた！

赤木メソッドにおいて、もうひとつ、転機となった出来事があります。

『がん治療の「免疫革命」』（ワニブックス【ＰＬＵＳ】新書）を２０２１年に出版しました。すると、大勢の患者さんが全国から来てくれるようになりました。

そのなかでもステージ１や２、そして３の患者さんが来院されるようになったのです。手術が十分に可能とされる患者さんたちです。

私は、外科医ですから、「手術ができる症例に手を出してはいけない」というような暗黙のルールを、自分なりに守ってきました。外科医の「不可侵条約」のようなものです。

ではどうして、手術ができる症例に手を出してはいけないのか。

たとえば、早期がんの患者さんに抗がん剤治療を行うと、画像検査でがんが消えるケースがときどきあります。しかし、念のためにお腹を開いてみると、がんが残っていることが少なからずあるのです。

こうしたケースを、外科医の私は数多く見てきました。だからこそ、早期がんの患者さんに手術をせずに治療するのは、正直なところ心配が大きいのです。

免疫療法を始めてからも「手術は不可欠」との思いもあって、赤木メソッドは「手術はできない」と診断された末期がんや再発がんのみを治療対象としてきました。

ところが、早期がんの患者さんのほうから、赤木メソッドを受けたいとやってきてくれるのです。理由を尋ねると、「手術をしたくない」と答えられます。

現在、20人に1～2人の割合で、そうした方々が来院されています。

外科医としては不可侵条約を侵すのは心苦しい。だが、患者さんの希望には応えたい。「手術は怖い」「大切な体の一部を失いたくない」という思いは、私にもよくわかります。

そこで、早期がんに対しても、患者さんの希望であれば治療を行うことにしました。

すると、経過が良好な患者さんが多いのです。免疫のダメージが小さい状態で治療に入っていけることが大きいのでしょう。

手術可能ながんが、手術をせずにきれいに消えていく。こうした経験を重ね、

「もしかしたら、がん治療において、われわれが行っている免疫療法こそが、いちばんの選択肢ではないか」

と、私自身も考えるようになっていきました。

ただ、早期がんの患者さんは、標準治療で治る可能性が高いことも事実。ほぼ100パーセントに近い確証がないと「早期がんにも赤木メソッドが有効」と断言できません。

それでも、がんを切らずに治す時代はもう来ていると実感しています。今後もさらなる研究と検証を積み重ねていく必要はありますが、ノーベル賞を受賞された本庶《ほんじょ》佑《たすく》先生も言われているように、いずれ「がんを切らずに治す」という選択肢がファーストチョイスになっていくだろうと予測しています。

「手術はしたくない」の裏にあるもの

つらい、悲しい――。臓器を失うとは、そんな言葉で表現できないほどの感情との闘

いでもあります。「がんを治すためなのだから、しかたがない」と、がん経験のない人は言います。しかし、この言葉ほど残酷なものはないとも思うのです。

なぜなら、手術をすれば、大切な臓器に加えて、機能を失うことが多々あります。見た目が変わってしまうことも少なくありません。術後の痛みも大変です。「手術をしたくない」という思いの奥には、そうした理由が隠されているのです。

たとえば、乳がんになれば、女性は大切な乳房を失うことになります。早期がんであっても、乳頭付近にがんができてしまうと、全摘が選択されます。乳頭を中心に乳腺が広がっていて、転移を起こしやすいためです。だからといって、女性にとって大切な乳房を失うことは、どれほどの悲しみかと思います。

現在、私は60代女性の治療を行っています。ステージ2から3あたりの乳がんの患者さんです。彼女も、「手術をしたくない」と赤木メソッドを選択されました。結果は良好で、がんが消えつつあります。

子宮がんや卵巣がんも、手術は女性にとって大変な選択です。「いつか子どもがほしい」と願っている女性であれば、なおのことでしょう。

近年は、前立腺がんになる男性も右肩上がりで増えています。前立腺がんは、治癒率の高いがんであり、放射線治療などを選択する人も多くなってきました。しかし、発見されると、医師から真っ先に勧められるのは、手術がほとんど。前立腺がんの治療のファーストチョイスに、手術が推奨されるのは、先進国で日本ぐらいです。

前立腺がんの手術の場合、排尿障害が起こることがあります。男性機能も失いやすくもなります。「お父さんはもういい年なのだから」と家族に手術を勧められる人も少なからずいます。ですが、何歳になっても、男性機能の喪失は男性にとって大問題です。

最近、前立腺がんの治療も行いました。一人は骨に転移があって手術がすでにできない患者さんで、もう一人はまわりに少し浸潤していましたが、手術がぎりぎりできる患者さんです。二人とも、標準治療を受けないまま、赤木メソッドを選択されました。経過は順調で、がんは消えています。

乳がん、子宮・卵巣がん、前立腺がんなどは、年々患者数が増加していることに加えて、発症年齢が若くなってきています。今後、「切らずに治したい」という患者さんは、ますます増えていくのではないかと感じています。

命を選ぶか、生きがいを選ぶか

「はじめに」で紹介した小山和作先生は咽頭がんでした。咽頭がんも、切らずに治したい、と患者さんが願われるがんのひとつです。なお、のど(咽頭)、鼻・副鼻腔、口の中、唾液腺、甲状腺にできるがんを総称して「頭頸部がん」といいます。

頭頸部がんの手術を受けると、顔が変形することがあります。声が出なくなったり、呼吸が不自由になったりすることもあります。食事がしにくくなって、流動食となる人も少なくありません。

こうした意味でも、頭頸部がんは、生きがいを失いやすいがんなのです。とくに、小山先生のように人前に出て、活動をされている方にとって、その手術は、「命を選ぶか、生きがいを選ぶか」という究極の選択を迫られることにもなります。

直腸がんも、「手術をしたくない」と来られる患者さんが多いがんです。肛門に近い部分にできるこのがんは、他の大腸がんに比べて予後が悪いうえ、人工肛門になってしまうためです。

脳のがんも、赤木メソッドが効果的であるケースが多くなります。

脳には「血液脳関門」があり、化学物質などが侵入しないようコントロールされています。そのため、抗がん剤は届きません。しかも、手術となると、頭蓋骨をいったん外す大手術となりますし、脳や神経、血管を傷つけるリスクも高く、合併症を起こしやすいことも心配されます。

半面、脳は血流の非常に多い臓器で、免疫細胞が働きやすい臓器でもあります。そのため、脳のがんは、赤木メソッドの効果が表れやすいがんのひとつです。

現在、髄膜腫《ずいまくしゅ》の患者さんを治療中です。彼女は、38歳で発症しました。最初の自覚症状は、めまいと頭痛だったそうです。また、平衡感覚にも違和感がありました。思うように歩けなくなったと言います。そこで、脳の検査を受けたところ、発見時にはすでにステージ4。38歳という若さで「余命は半年」と宣告されてしまったのです。

すでに標準治療では何もできない状態です。そのため、赤木メソッドを選択され、闘病を始められました。初診時、彼女は死への恐怖から、心底落ち込んでいました。ところが「余命半年」をすでに過ぎた現在、大好きなゴルフを再開できるほど回復されています。「毎週ゴルフができることが、こんなにもうれしいことだったなんて」と喜ぶその表情は元気そのものです。

先日、前医の大学病院にてＭＲＩを撮影されました。ＭＲＩを見た放射線科の医師は「免疫治療が効いていますね」と言ってくれましたが、担当の脳神経外科の医師はそれをなかなか認めたがらなかったと言います。ですが、このまま治療を続けていけば、おそらく治癒の状態まで持っていけるだろうと予測しています。

医師である私の生きがい

外科医として手術に明け暮れていたころ、手術を「神聖なもの」と思い、その仕事を天命と信じていました。

しかし今は、がんを切らずに患者さんを救うことが、わが天命だと感じています。

「ハイパーサーミア＋低用量抗がん剤」の治療も、水素ガス吸入療法も、第１号の患者さんに劇的な効果が表れ、私の人生観は１８０度変わりました。

何より、患者さんの思いを聞きながら、ともに治療方針を立てていく時間が、私には何よりも楽しいのです。手術でも「患者さんを救っている」という高揚感がありましたが、それとはまるで異なる充実感や達成感を日々感じています。

なかには、「もう難しいのではないか」と感じる患者さんも来られます。そうした患者さんと出会うと、「なんとしても救いたい」となおのことファイトがわきます。だからこそ、治療効果が得られないと、落ち込みます。その思いが、「何か、もっとよい治療法がないか」と赤木メソッドをグレードアップしていく原動力になっています。

反対に、よい結果が出ると、ものすごくうれしい。患者さんに拍手を送り、喜びをわかちあいます。その日はなんとも言えずハッピーで、ウキウキとした気分で過ごすことができます。

それでは実際に、どのような患者さんが赤木メソッドによってがんを克服していったのでしょうか。次章では実例を上げながらお話ししていきます。

何事も、論より証拠。口絵の写真と見比べながらぜひお読みください。

第2章

【実例集】がんが消えた！　小さくなった！

免疫状態の「カテゴリー」については118ページをご参照ください。簡単に説明すると、「カテゴリー1＝（免疫状態が）強」「カテゴリー2＝やや弱」「カテゴリー3＝やや強」「カテゴリー4＝弱」。

「食べる喜びを失いたくない」

ケース1　胃がん（ステージ1）／男性／73歳
免疫状態カテゴリーⅠ／2023年1月〜4月

口絵3ページ

ステージ1のがんで、赤木メソッドを本格的に行った最初の患者さんです。

このころはまだ、私にも「手術ができるがんには、手術をしたほうがよい」との考えがありました。ところが、この方は「どうしても免疫療法を受けたい」と言います。その熱意に押され、治療を始めることになりました。

この方の場合、がんが胃の入り口にありました。その部分を手術で切除すると（噴門側胃切除術）、術後、逆流性食道炎に悩まされるようになります。そこで、ステージ1であっても、胃の入り口にがんが生じると、胃の全摘が選択されることが多いのです。

胃を全摘すると、当然のことながら、食べ物を蓄える機能が落ち、今までのように一度にたくさんの量を食べられなくなります。消化機能も低下するので、体重が減り、貧血も起こりやすくなります。また、食べたものが停滞するので、吐き気が強くなります。

手術をすれば、早期発見の場合、命が助かる可能性は高くなります。しかし、機能障害は残ります。胃がんの手術の場合、食の喜びを失ってしまうケースが多いのです。

この患者さんも、担当医から後遺症の説明を受けたのだと思います。「なんとか手術をせずに治せないか」と情報を集め、私の治療法にたどり着いたのでした。

治療は、２０２３年1月から始めました。ステージ1の初めての症例ということもあり、毎月のように内視鏡検査を行って、慎重に経過観察も行っていきました。少しでも進行する様子が見られれば、手術を受けてもらおうと考えていたためです。

ところが、がんは縮小していき、３カ月後にはほぼ消失。口絵３ページを見ていただくとわかるように、盛り上がっている部分ががんで、上部の白い病変は潰瘍です。潰瘍はまだ少し残っていますが、粘膜はきれいな平坦に戻りました。最近、この病変の部分から組織を摘んで（生検）病理組織検査を施行しましたが、がん細胞は認められませんでした。つまり、がんが消えたということです。私も外科医だったころ、こうした手術を行ってきました。しかし、赤木メソッドによって手術をせずとも、ステージ1のがんが消えた。私自身にとっても、大変に感慨深い症例となりました。

「男性機能を失わずにすんだ！」

ケース2　**前立腺がん周囲浸潤型（ステージ3）／男性／74歳**
免疫状態カテゴリー1／2022年9月〜2023年3月

口絵4ページ

この方は、2022年7月に、排尿痛や残尿感、尿の出が悪いという症状が2カ月以上も続き、泌尿器科を受診しました。このとき、PSA（前立腺特異抗原）の値が21・78。PSAとは、前立腺の炎症の有無を示す腫瘍マーカーで、前立腺がんに加えて前立腺肥大症、前立腺炎などでも数値が上がります。正常値は4以下。それ以上になると、前立腺の炎症、もしくはがんの可能性が考えられます。

前立腺は、加齢とともに炎症が起こりやすくなります。よって、74歳という年齢から、担当医は当初、「前立腺炎によってPSAが上昇している」と診断しました。

ところが、治療によって前立腺炎が改善してもPSAの数値が下がりません。そこでさらに精密検査が行われ、ステージ3の前立腺がんが見つかったのでした。

前立腺がんは一般に予後がよく、ステージ1〜3の5年生存率は100パーセントともいわれています。しかし、この患者さんのグリソンスコアは10。グリソンスコアとは、前立腺がんの悪性度を示す数値で、７以上になると進行しやすい、ハイリスクのがんと診断されます。

担当医からは、すぐに手術をするよう勧められました。しかし、前立腺がんの手術を行うと、排尿障害と性機能障害が起こります。尿失禁を起こしやすく、男性機能が失われてしまうため、ＱＯＬ（生活の質）が低下しやすいのです。

「さあ、どうしたものか」と悩まれていたとき、知人から「免疫療法でがんを治療する医師がいる」と聞き、私のクリニックに来院されたのでした。冷静なタイプの方で、理路整然とこれまでの経緯を話してくれましたが、当初は不安な様子も見られました。

ところが、赤木メソッドの治療によってがんが小さくなるにつれて、自信をとり戻された表情もイキイキとしてきました。治療の経過は、口絵４ページに掲載しています。がんが縮小していることがおわかりいただけるでしょう。

現在、前立腺がんは、男性にもっとも多いがんです。しかも、低年齢化が進んできています。今後、赤木メソッドの必要性はますます高まっていくだろうと感じています。

「手術をせずに、大切な乳房を守りたい」

ケース3　乳がん（ステージ3C）／女性／70歳
免疫状態カテゴリー1／2021年3月〜2022年11月

口絵5ページ

患者さんの中には、抗がん剤治療も手術も「絶対に受けたくない」と強い意志を持つ方が少なからずいます。この女性もそうでした。4〜5年前、左の乳房にしこりができていると気づきました。しかし、どこの医療機関も受診せず、びわの葉などを使った民間療法を行うことで、様子を見ていたそうです。

2019年9月、めまいやふらつきを感じて近所のクリニックを受診。このときに、左乳房のしこりについて相談。総合病院を紹介されて検査を受け、ステージ3の乳がんと診断されました。

担当医には、まず抗がん剤治療を行うよう勧められました。でも、どうしても受けたくない。そこで、抗がん剤治療よりは副作用の弱いホルモン療法を行うことにしました。乳がんは女性ホルモンの影響を受けて増殖する性質があります。この治療法は、女性ホルモンの産生を抑えることで、がん細胞の増殖を抑制するという治療法です。

手術も当然勧められましたが、やはり断ったそうです。とても冷静なタイプの女性で、意志のしっかりした方です。「どうすれば、現状を変えられるのか」と考えられたのでしょう。私の本を読み、「乳房を切除せずに、がんを治したい」と来院されました。

治療は２０２１年３月から始まりました。赤木メソッドでも、抗がん剤は使います。ただし、少量です。抗がん剤は少量のみ使うと、免疫を活性化してくれます。副作用も現れません。このことをきちんと説明すると、すんなりと受け入れてくれました。

赤木メソッドによる治療は、スムーズに進みました。現在（２０２３年5月）、25カ月が経過しています。がんは消失し、再発もしていません。

治療が順調に進んだことの最大の要因は、免疫状態が非常によく、カテゴリー１であったことです。しこりを見つけてから4〜5年もたっているのにステージ３ですんだのも、免疫状態がよかったことがおおいに関係していると思います。

この方は今「乳房を失わずにすみました」と喜ばれています。女性のシンボルを切除することなくがんを治療できることは、女性にとって意義深いことであるはずです。

苦境の中でも人生をあきらめなかったら、運命が変わった

ケース4

肝臓がん（ステージ2）／男性／78歳
免疫状態カテゴリーI1／2021年7月～2023年2月

口絵5ページ

たとえ早期発見できたとしても、体の状態が悪いと、手術の適応から外れてしまうことがあります。この患者さんも発見時、肝臓がんはステージ2でした。口絵5ページにCTの写真がありますが、これだけを見れば、手術は十分に可能と診断できます。

しかし、肝臓がんの他にも、腎臓病と肝硬変、糖尿病、そして間質性肺炎という病気も抱えていました。そのため、手術は難しい状態でした。

そこで次に選択されたのが、難しい言葉になりますが、「血管造影下治療」もしくは「分子標的治療」という治療法です。ところが、これらの治療を行うには、腎機能の低下が問題となりました。もしも行えば、腎機能がさらに悪化して、腎不全に陥る可能性が大きいと判断されたのです。

では次に、どのような選択肢が提示されたでしょうか。「ベストサポートケアを行い

ましょう」と医師から言われました。いわゆる緩和ケアです。「がんそのものの治療はもう不可能なので、できるだけ長くQOLを保つための治療を行いましょう」と示されたわけです。これは患者さんにとって命の終わりを宣告されるに等しいことになります。

しかし、この方は人生をあきらめませんでした。姪っ子さんに連れられて、私のクリニックにやってきてくれました。

初診時、患者さんは車イスに乗り、自力で歩くのもつらい様子でした。ところが、翌週、診察室に来られたときには、自力でスタスタと歩いてきたのです。私もびっくりしてしまいました。自宅で行っていた水素ガス吸入療法が、大変によい効果をもたらしたのでしょう。その後は来院されるごとに、ますます元気な姿を見せてくれるようになりました。「今日も元気です!」と診察室に現れるのです。とてもオシャレでダンディな方で、診察室に入ってこられると、場がパッと華やかになります。

現在、肝臓がんは消えています。腎機能は横ばいの状態を維持。間質性肺炎特有の症状である息切れや咳などは出なくなっています。どんなにつらい状況でも人生をあきらめずに自ら動けば、運命は変わる。そう、この方は身をもって教えてくれました。

「もう二度とあんなつらい思いをしたくない！」

ケース5　大腸がん（ステージ2）／男性／64歳
免疫状態カテゴリー3／2022年6月～11月

口絵6ページ

この患者さんは、約10年前に直腸がんを経験しています。

直腸は、肛門の手前にある腸です。手術では、目に見えないがんが広がっていることを想定して、周辺部まで切除していきます。このため、直腸にがんができると、肛門の一部も切除するケースが多くなります。その場合、人工肛門がつくられます。

この方の直腸がんはステージ3。がんが周辺に広がっていたこともあり、人工肛門になりました。しかも、術後に縫合不全が生じました。縫合不全とは、手術によって切り取った腸をつなぎ合わせた部分がうまくつながらず、腹膜炎や発熱、腹痛が起こること。直腸がんの手術では、この合併症が起こりやすくなります。

さらに、症状が改善したのち、再発予防のために抗がん剤治療が行われ、副作用に苦しまれました。

手術から約1年後、人工肛門を閉鎖することができました。本来の肛門から排便できるようになったわけですが、多くのケースにおいて、肛門の筋肉を一部切り取っているため、排便障害が生じやすくなります。

こうした苦しい経験をなんとか乗り越えたというのに、64歳で大腸がんを発症したのです。このとき、真っ先に頭に浮かんだ感情は「二度とあんな思いはごめんだ」というものだったそうです。まだステージ2で、手術が十分に適応される状態でしたが、手術も抗がん剤治療も断られ、赤木メソッドを選択されました。

口絵の6ページを見てください。ぷっくりと膨らんでいる部分ががんです。これが赤木メソッドによる治療で、５カ月後にはきれいな状態に戻っています。

赤木メソッドは、自分の免疫の力でがんを治していく治療法です。そのため、副作用もほとんどなく、痛みに苦しむこともありません。

「10年前も、赤木メソッドを受けることができていたら、あんなに苦しまずにすんだはず」といった患者さんの言葉が心に深く残っています。

この方は現在、仕事に復帰され、元気に毎日を過ごされています。

がんも消失し、再発も予防

ケース6　膀胱がん（ステージ2）／男性／73歳
免疫状態カテゴリー2→1／2022年7月〜2023年2月　口絵6ページ

この方は、膀胱がんの手術がすでに大学病院で決まっていました。発見時にはステージ2でしたが、膀胱を全摘することになったのです。

膀胱を切除すると、尿をためておけなくなります。そこで、腸に尿管をつないで、腸に尿を流す手術も同時に行われます。すると、術後は肛門から尿が出るようになります。しかし、肛門は、尿の出口のように水分を止めておけるようにはできていません。よって、トイレに行ったときにだけ出すということが、術後は難しくなります。

このため、膀胱がんの手術を行うと、排尿の心配から外出がおっくうになるなど、QOLが低下しやすいのです。

なお、この方がまず行った手術は、「経尿道的膀胱腫瘍切除術」。簡単にいえば、尿道からカメラを入れて、膀胱の腫瘍を切り取ります。これで確定診断をつけます。その後、根治を求めて「ロボット支援膀胱全摘術」が予定されていました。お腹を開くわけではないので、術後の痛みは小さく、出血や合併症の発症率も低下するなど、患者さんの負担は軽減されます。しかし、どんなに高度な手術を受けたところで、膀胱がんは再発率が非常に高いのです。臓器を切り取れば、大きな後遺症を抱えることにもなるうえ、再発のリスクもつきまとう。この事実は変わりません。

事実と向きあった結果、この方は手術を断りました。とはいえ、がんを放置すれば大きくなっていきます。そんなときに手に取られたのが、私の書いた本でした。

口絵の６ページを見てください。膀胱の輪郭がぼやけて、少し腫れているのがわかります。これががんです。そして7カ月後の膀胱は、輪郭がくっきりしています。赤木メソッドによる免疫療法で、がんが消えたことを表しています。口絵の写真はＣＴによるものですが、膀胱鏡検査でもがんは認められませんでした。

しかも、免疫の状態が非常によくなりました。カテゴリー2から1になったのです。膀胱がんの再発を防ぐには、免疫の状態が重要。カテゴリー1になったということは、免疫のがんを叩く力が強化され、再発しにくい状態になったことを表しています。

夫婦一緒に赤木メソッドをスタート

ケース7　左中咽頭がん（ステージ2）／男性／72歳
免疫状態カテゴリー1／2022年10月～2023年3月

口絵7ページ

この方は、2022年1月にのどに違和感を覚えました。近所のクリニックを受診したところ、舌のつけ根に腫れが認められました。薬を処方されたのですが、改善しませんでした。

そこで、市民病院の頭頸部・耳鼻咽喉科を紹介され、生検を受けたのです。結果、がんであることがわかりました。生検とは、病変の一部を採って、顕微鏡で詳しく調べる検査のことです。また、CTによって、左側の首にリンパ節転移も認められました。

担当医は、抗がん剤治療と手術を勧めました。治療スケジュールも立てました。しかし、患者さんはすべて断りました。手術をすれば、会話と食事が不自由になってしまうとの説明を受けたからです。

とはいえ、患者さんにとって、「標準治療をしない」と決めることには大変な勇気が必要でしょう。家族に「最後までがんばってほしい」と治療を勧められるケースも少なくありません。

ただ、この方の場合は奥さまが免疫療法に熱心でした。というのも、ちょうどこのころ、奥さまは術後の大腸がんが再発していました。再発がんの場合、標準治療で治る可能性は低くなります。そこで、「何かよい方法はないか」と治療法を探し、私の本も読んでいてくれたのです。

ですから、このご夫婦は私のクリニックに一緒に来て、一緒に赤木メソッドを行ったという、初めての患者さんになります。

この方の場合、がんはステージ2で、免疫の状態はカテゴリー1。がんが小さく、免疫の状態もよかったこともあり、半年でがんが消失しました。

仲睦まじいご夫婦の様子を見ていると、私も幸せな気持ちになります。そして、お話好きの奥さまにとっても、ご主人の声が失われなくてよかったなぁと心から感じるのです。

週1回のハイパーサーミア治療で乳がんが消失

ケース8 乳がん（ステージ1）／女性／53歳
2017年5月～2019年8月

口絵7ページ

私がこの方の治療を始めたのは、2017年。まだ外科医としてメスを握っていたころで、赤木メソッドも、低用量抗がん剤と温熱療法のハイパーサーミア、水素ガス吸入療法だけの免疫療法でした。ちなみに、免疫の状態を調べる検査法も構築できていなかったため、カテゴリーも調べられていません。

女性がMRIによる画像検査を受けると、がんと疑われる影が見つかりました。乳がんの所見ですが、良性の可能性も否定できない状態だったのです。そのため、抗がん剤も使いませんでした。

乳がんは早期発見できれば、予後のよいがんです。最近では、温存療法といって乳房の大部分を残すことも可能になってきました。とはいえ、温存療法といっても、小さくても乳房の4分の1は切除されます。

また、がんのある場所によっては、ステージ1であっても全摘になってしまう場合があるのです。乳頭のそばにがんができたときです。

この方の場合もステージ1、しかも良性の可能性も否定できない腫瘍でありながら、場所が悪く、手術をすれば全摘が適応される予定でした。

彼女にとって、良性の可能性がありながら、全摘という医師の判断は、受け入れがたいものだったのでしょう。そこで、私が当時行っていた免疫療法を希望したのでした。

まず、自宅で水素を毎日吸ってもらいました。加えて週に1回は通院してもらい、ハイパーサーミアを行いました。

すると、乳がんの可能性の高い影がだんだんと消えていきました。このことは、定期的にMRI検査を行うことで確認できています。

ただし、水素とハイパーサーミアだけで治療していたため、完全に消失するまで、約2年間かかりました。その間、毎週、病院に通うのは大変だったと感じます。それでも「必ずがんを治す」と通い続け、根気よくがんを克服されたのでした。

母親と同じ手術が必要に。「あんな苦労はしたくない」

ケース9

十二指腸がん（ステージ3B）／男性／73歳
免疫状態カテゴリー1／治療開始　2023年1月

口絵8ページ

この方は、お母さまがすい臓がんを患い、術後、苦しまれる姿を長く見てきました。すい臓や十二指腸は小さな臓器でありながら、多臓器と密接につながっているために、ここにがんができると、「膵頭《すいとう》十二指腸切除術」を行うことになります。これは、すい臓の一部や胆管、胆のう、十二指腸、胃なども広範囲にわたって切除するという大きな手術です。最高難度の手術となるぶん、術後の患者さんの苦労は深刻です。つらい後遺症や合併症が起こってくるというのに、再発率まで高いのです。

実際、お母さまは再発し、亡くなりました。その一部始終を見てきたこの方は、十二指腸がんが見つかって同じ手術が必要とされたとき、手術を強く拒否したそうです。

担当医は、「放置すれば、腸が閉塞して、吐いたりお腹が痛くなったり、大変な思いをすることになる」と手術を勧めました。しかし、お母さまの苦労を思い起こすと、手術を受け入れる気持ちにはなれなかったのでしょう。

ちなみにこの方は、検診の腹部超音波検査でがんを見つけました。発見時には、ステージ3。自覚症状はまるでなかったものの、腫瘍はかなり大きくなっていたため、超音波検査を行うと「何か変なものが写っているぞ」と言われたそうです。

「まさか母親と同じ手術が必要になるなんて」と、告知の瞬間、どんなに驚いたことでしょう。しかし、ステージ3の状態で見つかったことは、幸運でもありました。つらい症状がまだ出ていないからです。「母親のような、あんな苦労はしたくない。とはいえ、腸閉塞を起こせば、たちまち命にかかわる」。そこから彼の情報集めが始まりました。そして、私の本にたどり着いたのです。

赤木メソッドを始めたのは、2023年1月。免疫状態がカテゴリー1で、非常によかったのも幸運でした。4カ月後に行ったCTでは、がんがかなり小さくなっていることがわかります（口絵8ページ）。このまま治療を続ければ、さらによい結果を得られるだろうと予測しています。患者さん自身も非常にうれしそうです。そして私自身も、この難しいがんが赤木メソッドで消えていくことに大きなやりがいを覚えています。

ケース10 悪性リンパ腫（ステージ4）／男性／71歳
免疫状態カテゴリー4→1／2021年8月～2023年2月

悪性リンパ腫とは、血液のがんの一種。血液中のリンパ球ががん化して、さまざまな場所に腫瘍《しゅりゅう》をつくっていきます。

この方は、お腹の中に腫瘍ができて、大腿骨に転移している状態でしたが、赤木メソッドによって19カ月後にはいずれも消失しました。

なお、悪性リンパ腫も難しいがんですが、免疫状態が改善したことで、治療がスムーズに進みました。

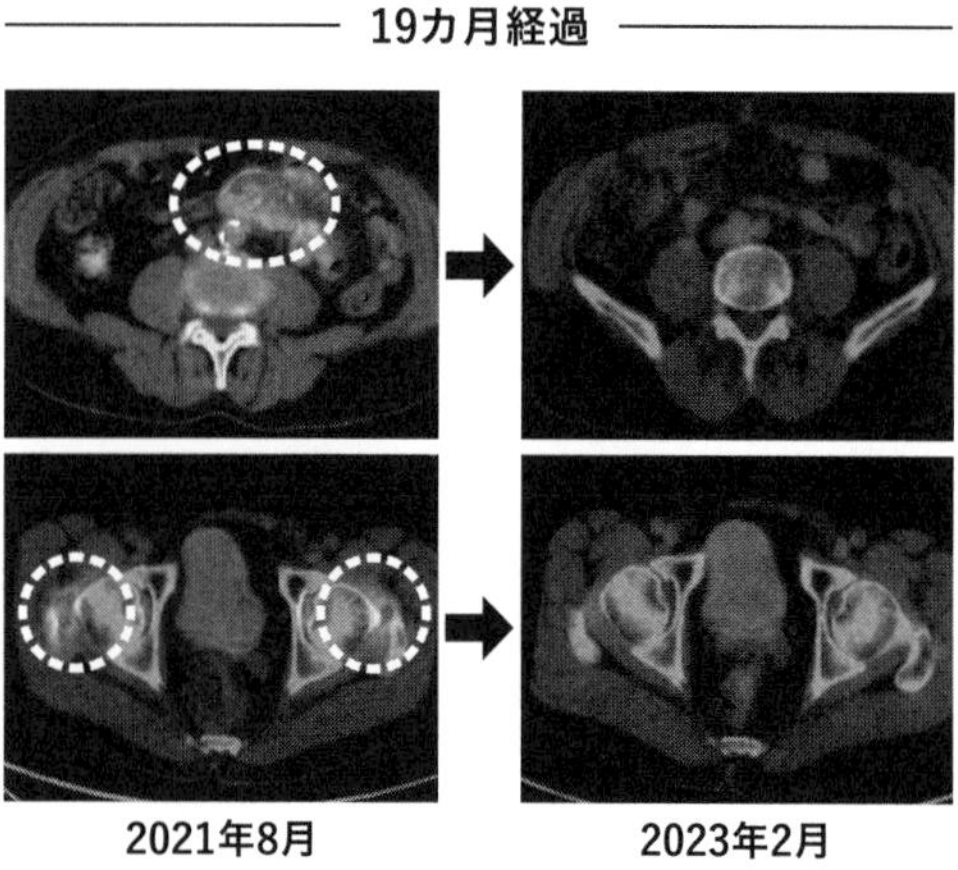

ケース11

肺がん（胸膜《きょうまく》播種《はしゅ》、胸水貯留）（ステージ4）／女性／62歳

免疫状態カテゴリー1／2014年6月～2023年2月

この方の治療をスタートしたのは２０１４年。当時、赤木メソッドは低用量抗がん剤とハイパーサーミアのみの免疫療法でした。その後、水素ガスとオプジーボを治療に追加していきました。

症状はと言うと、肺がんによって胸に水がたまり、胸膜や骨盤にまでがんが広がった状態。しかし、治療がよく効き、がんが消失しました。

余命３～４カ月と宣告されていたのですが、９年近く過ぎた今も元気に存命中です。

8年8カ月存命中

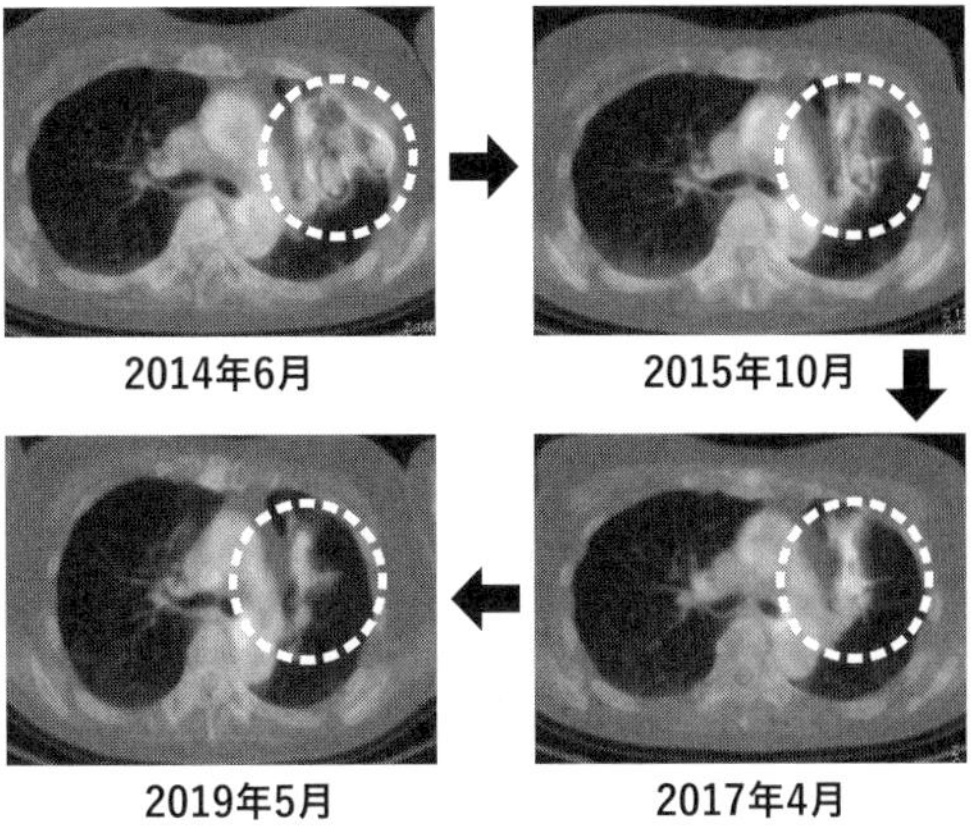

ケース12

すい臓がん＋多発肝転移＋肺転移（ステージ4）／男性／72歳
免疫状態カテゴリー4→1／2022年10月〜2023年5月

すい臓がんから肝臓と肺に転移した患者さんです。写真は、肝臓です。白くぼんやりしたものに囲まれている黒い斑点が転移したがんです。

発見時にはすでに末期がんの状態でしたが、他院での化学療法と、赤木メソッドにより、肝臓のがんは消失。また、赤木メソッドによって免疫状態がカテゴリー4から1に向上。現在も治療中ですが、元気を取り戻されています。

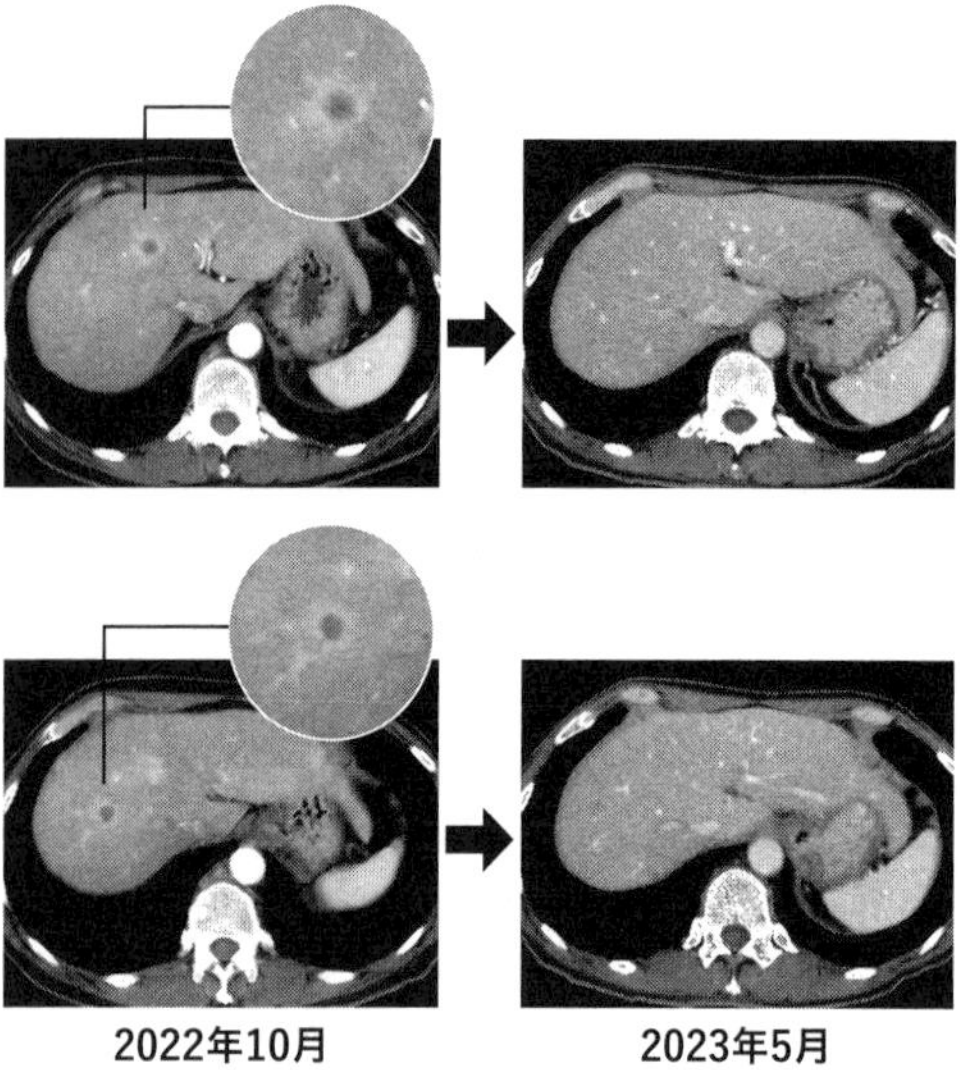

2022年10月　　2023年5月

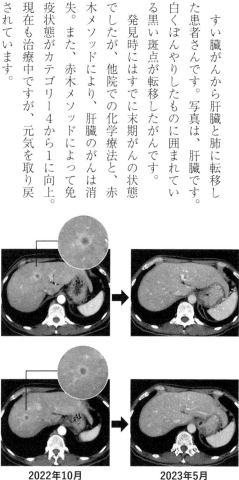

ケース13

腎臓がん＋肺転移（ステージ４）／男性／77歳
免疫状態カテゴリー３→１／２０２２年２月～２０２３年２月

腎臓がんから肺転移を起こした患者さんです。上の写真が肺がんです。治療スタートから12カ月後、大きな肺転移腫瘍が消失したことがわかります。下の写真は、腎臓がん。周囲がぼやけて白くなっているのが、がんです。これが12カ月後には小さくなり、内部が黒くなって輪郭もくっきりしました。このことは、嚢胞化《のうほうか》といってがんが消えたことを表しています。

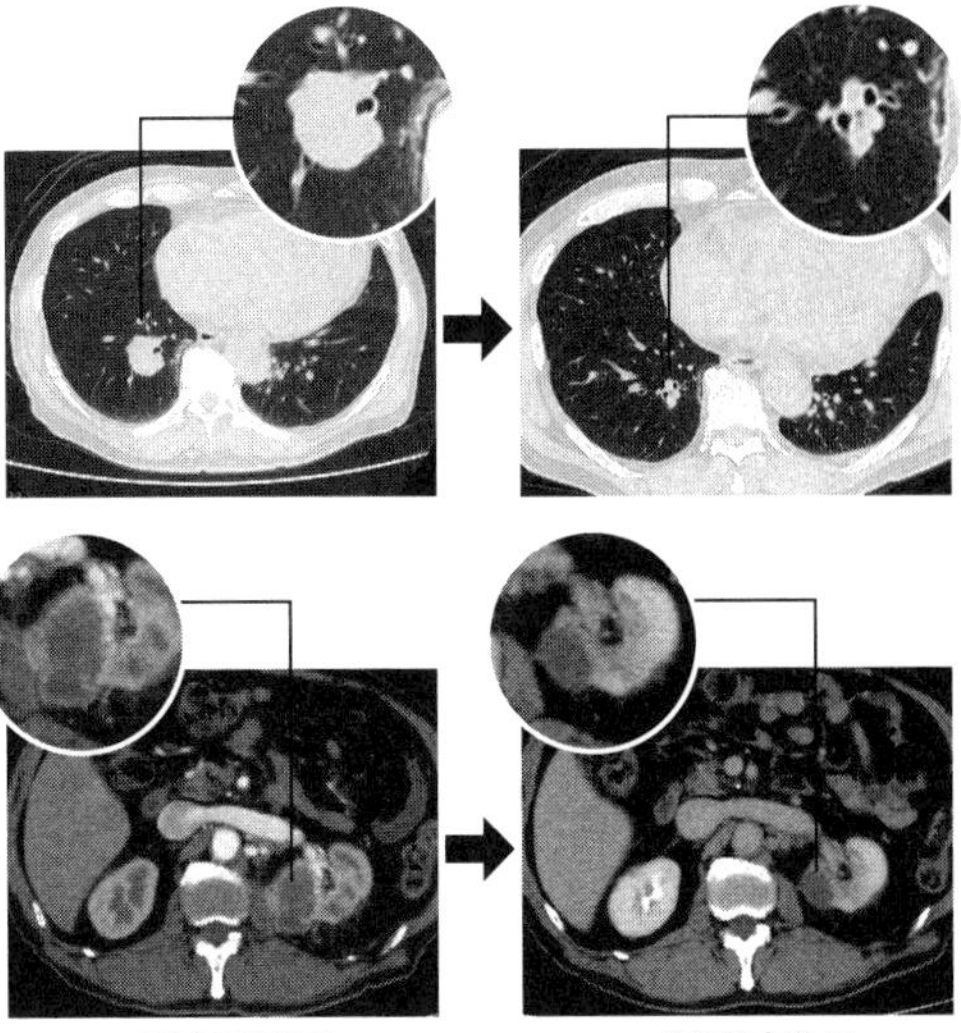

2022年2月　　2023年2月

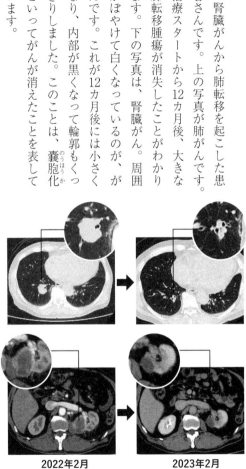

ケース14

膀胱がん術後、多発肺転移（ステージ4）／男性／77歳
免疫状態カテゴリー1／2021年7月～2023年2月

手術後にがん細胞が血流にのって移動し、肺に転移を起こすことがよくあります。その転移がいくつも起こることを多発肺転移といいます。

この方は、膀胱がんの手術から数年後に再発しましたが、赤木メソッドによってがんは消失しました。「再発がんは治らない」というのが医学常識ですが、これを免疫療法が覆した一例といえます。

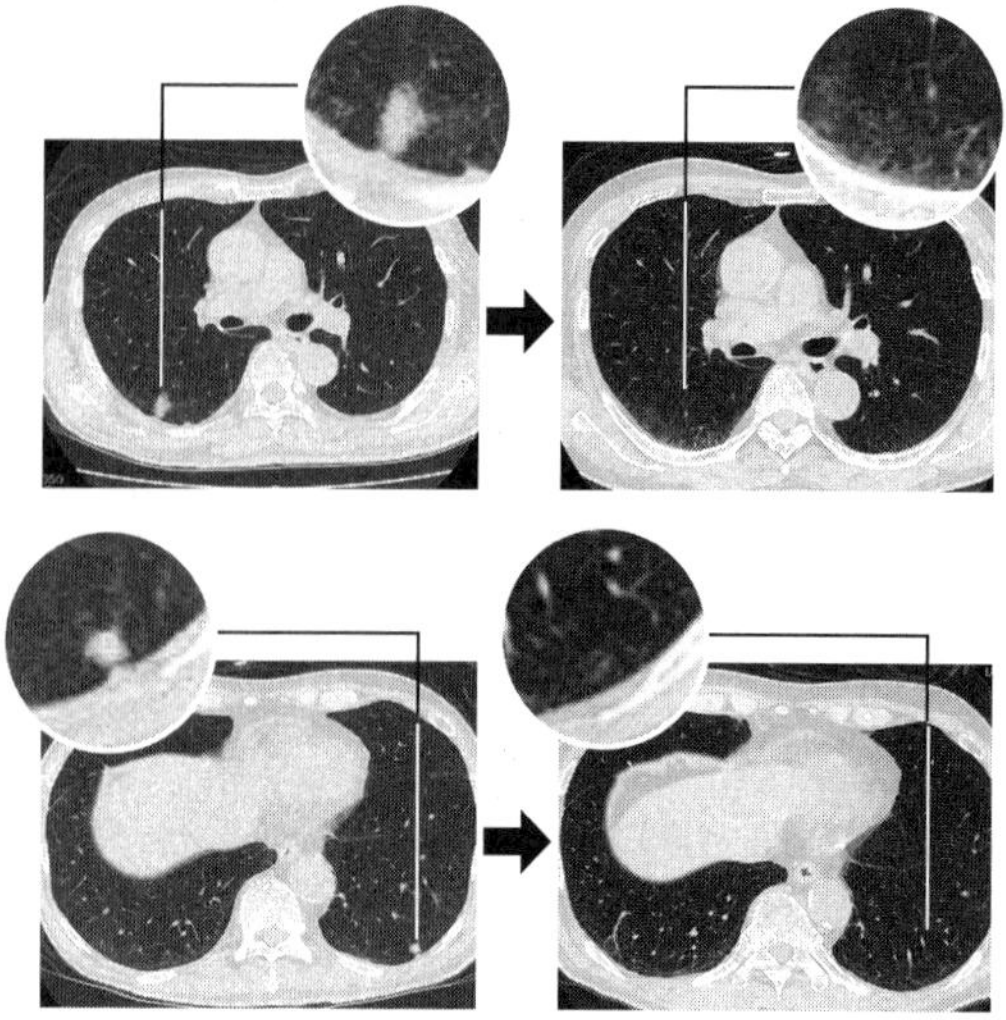

2021年7月　　2023年2月

ケース15

卵巣がん術後、リンパ節転移（ステージ４）／女性／65歳

免疫状態カテゴリー４→１／２０２２年12月～２０２３年３月

卵巣がんは、再発しやすい性質があります。この方のがんはリンパ節に転移しました。リンパ節はリンパ管の随所にあって、がん細胞が流れてきていないかチェックする「関所」のような役割。そのため、排除できなかったがん細胞がリンパ節で増殖しやすいのです。

治療開始から４カ月後、リンパ節転移が消えたことが下の写真からわかります。

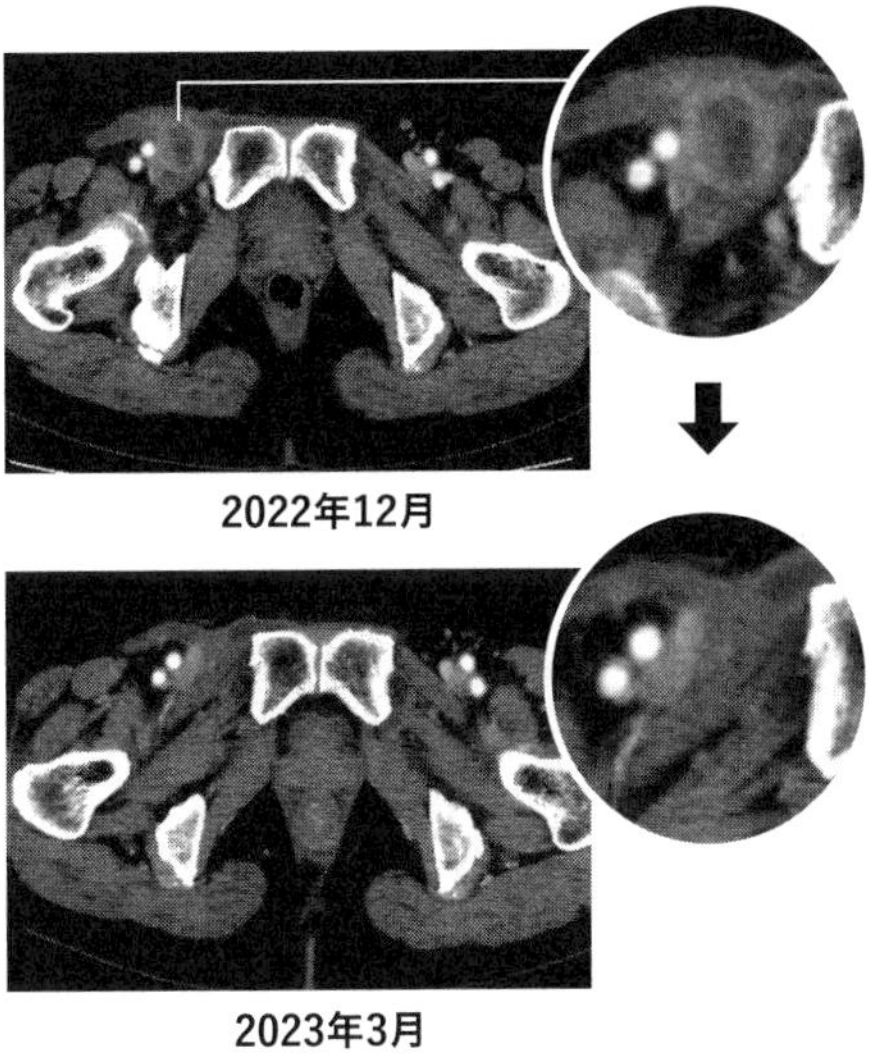

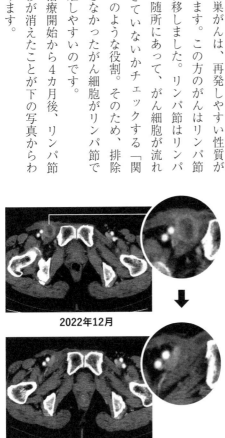

ケース16

肺がん（ステージ4）／男性／73歳
免疫状態カテゴリー3／2021年6月〜2023年4月

この方は、発見時にはステージ４の肺がんでした。手術ができる状態ではすでになく、赤木メソッドを選択されました。

標準治療を受けていないぶん、免疫はダメージを負っておらず、カテゴリー３の状態でした。

下記の治療経過の写真はカラーではないので、わかりにくいのですが、丸で囲んだ部分のがんは消失しています。治療スタートから1年10カ月が過ぎた現在、月に1回通院しながら、再発予防のための治療を続けています。

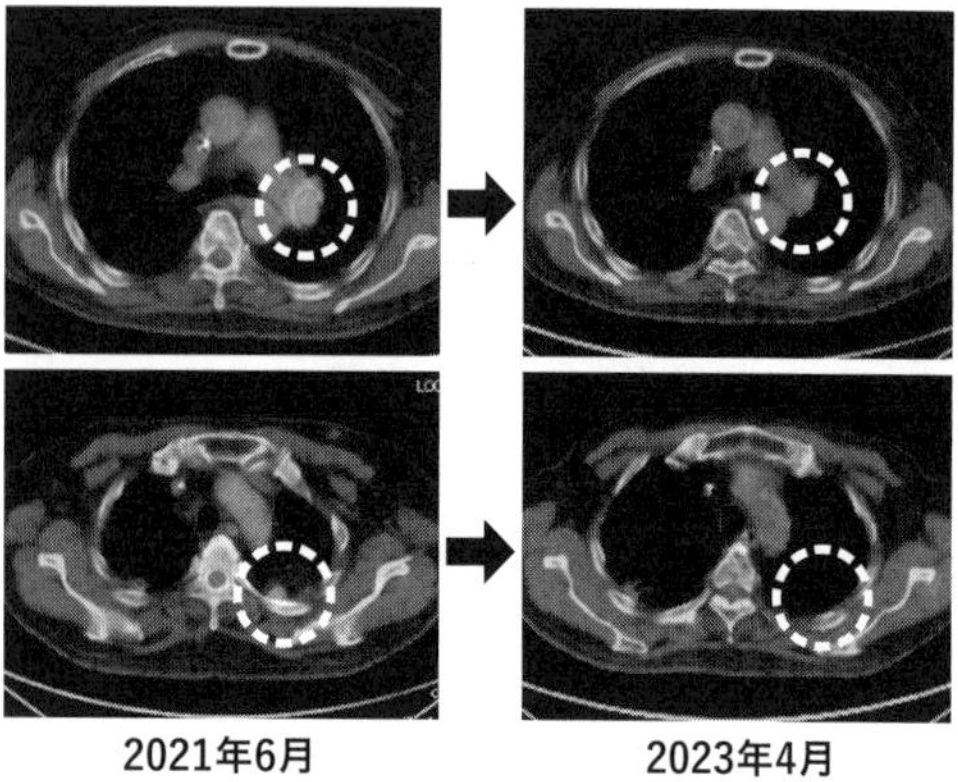

2021年6月　　2023年4月

第3章

免疫を活性化すると、がんは消える

がん細胞は、どのように発生するのか

すべての人の体内では1日に約5000個のがん細胞が生まれている、と言われています。なぜ、がん細胞は生まれてくるのでしょうか。

私たちの体を構成する細胞は分裂をくり返し、古いものから新しいものへと生まれ変わっています。これを新陳代謝と呼びます。

細胞分裂の際、遺伝子も正確にコピーされます。ところが、ときどきコピーミスを起こす細胞が現れるのです。これによって変異細胞が発生します。その変異細胞が次第にがん細胞へと変身していく、と考えられています。

私たちの体は、新陳代謝によって機能を正常に保っています。しかし、そのことががん細胞を生む原因にもなっている。そうであるならば、「がんとは、人間に運命づけられている病気」とも考えられます。

そんなふうに思えば、がんという病気の見え方が違ってくるのではないでしょうか。

多くの人は、「がんになることは不運」と思っています。ですが、実際のところ「が

んになるのは自然」なことで、「がんにならないことが幸運」ともいえます。

ただ、よくよく考えれば、細胞分裂の際に、コピーミスを起こす細胞を減らすことができれば、がんを防ぎやすくなるのでしょう。

では、なぜコピーミスは起こるのでしょうか。細胞が分裂している最中に、ほんのわずかな刺激が加わることで、変異細胞が生じやすくなる、と考えられています。

その刺激とは、何か。「がん細胞の発生の原因になり得る」と見られている要素は、現代の生活の中にいくつも存在します。

たとえば、ファストフードやコンビニご飯、加工食品などには、食品添加物という名の化学合成品が多く含まれます。保存料や着色料、香料、酸化防止剤などです。その中には、「発がん性がある」「免疫異常をもたらす」と考えられる成分が多々あります。

農薬、大気汚染、紫外線、喫煙、度数の強いアルコールなども、がん細胞が発生する原因物質と見られています。さらに、熱い飲食物や辛い刺激物なども正常細胞を傷つけます。こうしたものを、体内に取り込む機会が多くなるほど、1日に発生するがん細胞の数も増えていくのです。

さらに、見逃してはならないのが、過度のストレスです。

私はこれまで大勢の患者さんを治療してきましたが、ほとんどの人が、がんを発症する数年から数カ月前に、大きなストレスを受けています。多いのが、パートナーや親、子どもなど身近な人の死。あるいは、子どもの巣立ち、離婚、闘病、介護、人間関係や仕事上のトラブルなどです。現代社会に生きていれば、誰もが経験することです。

こうして考えると、現代に生きる私たちは、いかにがん細胞を発生させやすい環境で暮らしているかがわかります。

活性酸素には「善玉」と「悪玉」がある

では、がん細胞を発生させる要因をすべて排除できたとしたら、私たちはがんにならずにすむのでしょうか（現実的には不可能ですが）。それでも、がん細胞は生まれてきてしまうのです。

なぜなら、呼吸もがん細胞発生の原因になるからです。

私たちは呼吸によって酸素を体内に取り込んでいます。酸素は、細胞内にある小さな器官「ミトコンドリア」の中で、エネルギーを生み出すために使われます。私たちが生き、生活するために必要なエネルギーの多くは、ミトコンドリアで産生されています。ミトコンドリアとは、言わばエネルギー工場です。

そのエネルギー産生時、副産物として「活性酸素」が発生します。ミトコンドリアで消費される酸素のうち、約1～2パーセントが活性酸素に変化しているのです。

健康に関心の高い人は、「活性酸素」という言葉をよく知っているでしょう。活性酸素はたびたび、がん細胞発生の原因物質と語られます。

ただし、活性酸素に「善玉」と「悪玉」があるのは、ご存じだったでしょうか。がんの原因になるのは、「悪玉」だけです。

「善玉」と呼ばれる「スーパーオキシドアニオンラジカル（スーパーオキシド）」「過酸化水素」「一重項酸素」などの活性酸素は、免疫を活性化して、人体によい影響を与えることがわかっています。

一方、悪玉活性酸素は、「ヒドロキシラジカル」の1種類だけ。この悪玉活性酸素が、正常細胞の遺伝子を障害し、変異細胞を発生させる原因物質になっています。

それだけではありません。ミトコンドリアのＤＮＡも障害すると見られています。ＤＮＡは「遺伝の設計図」とも呼ばれていますが、これは細胞核の中だけでなく、ミトコンドリアにも存在しています。これが障害されると、ミトコンドリアは機能不全に陥ります。

そうなると、エネルギーの産生効率が悪くなります。「なんだか疲れやすい」「気力が出ない」と感じるのは、活動するうえで十分なエネルギーを生み出せなくなっている証し。そのとき、免疫細胞の活動力も落ちています。免疫細胞にもミトコンドリアがあり、そこで産生されるエネルギーが、がんと闘うパワーの源になっているのです。

さらに、悪玉活性酸素は、血管も傷つけます。血管の状態が悪くなれば、血流が滞ります。免疫細胞の多くは、血液によって全身に運ばれます。よって、血流の悪化は免疫力の低下を引き起こすのです。

このように、悪玉活性酸素は、がん細胞が発生し成長しやすい体内環境を築いてしまう原因物質なのです。

とはいえ、私たちの体がミトコンドリアにて酸素を使うことによってエネルギーを得ている以上、悪玉活性酸素の発生は避けられないことです。ただし、発生量を減らすことは可能です。

前の項目で、がん細胞を発生させる要因をお伝えしました。あれらはすべて、悪玉活性酸素を発生させる要因にもなります。生きている以上、呼吸を止めることはできませんが、生活の中からリスクを排除していくことは、日々の心がけでできるのです。

ひと言で「がん」と言っても

現在、日本人の2人に1人ががんになると推計されています。実際のところ、がんになる人がいれば、ならない人もいます。

両者は、何が違うのでしょうか。ズバリ、それは免疫です。

第1章で、免疫とは「がん監視システム」であるとお話ししました。監視システムがきちんと働いていれば、日々生まれてくるがん細胞を、ただちに叩き殺してくれます。

しかし、働きが悪くなると、がん細胞の成長を許してしまうことになります。

さて、ここで、がんという病気の理解を深めるために、ふたつの医学用語を覚えていただきたいと思います。

「免疫原性」と「がん抗原」です。

免疫原性とは、「そのがん細胞が、どれだけ免疫に認識されやすいがん抗原を持っているか」ということです。

一方、がん抗原とは、がん細胞に出ている特有のタンパク質のこと。いわば、がん細胞の目印です。免疫はがん抗原を持つ細胞を探し出し、排除する働きを持っています。

ところが、がん細胞の中には、ずる賢い性質を持ったものがいます。免疫に見つからないよう、がん抗原をうまく隠してしまうのです。がん細胞とは、それほどやっかいな敵だということです。

こうしたがん細胞を、「免疫原性が低い」と言います。免疫原性が低いがん細胞は、転移しやすく、悪性度は高くなります。

反対に、免疫原性が高いがん細胞もあります。この場合のがん細胞は、免疫が排除しやすいために転移しにくく、悪性度が低くなります。

ちなみに、がんの治療においては、「予後」という言葉がよく使われます。予後とは、治療の見通しのこと。がんの場合、転移しやすいかどうかが、予後に大きくかかわってきます。

具体的には「予後のよいがん」とは、転移しにくく、改善の可能性が高いがんのこと。「予後が悪いがん」というのは転移しやすく、状態が悪くなりやすいがんのこと。

このように、ひと言でがんと言っても、発症するがんによって性質に違いがあるのです。

発症部位によって悪性度は変わる

では、がんの性質は、どのように決まってくるのでしょうか。主には、発症する部位が関係してきます。

厚生労働省と国立がん研究センターにより２０２２年5月に公表された「２０１９年

の全国がん登録」によると、男性の罹患《りかん》数が多いのは、上から順番に前立腺がん、大腸がん、胃がん、肺がん、肝がんとなっています。女性の場合は、乳がん、大腸がん、肺がん、胃がん、子宮がんです。

これらのがんのうち、悪性度が低いのは、前立腺がんと乳がん、子宮がん。免疫原性が高いものが多く、早期発見早期治療ができれば、標準治療で多くが治ります。また、いずれも血流の多い臓器であるため、免疫細胞が働きやすい特性もあります。

次に、悪性度が低いのは、大腸がん。男女ともに2番目に多いがんであり、早期発見できれば標準治療によって80~90パーセントの確率で治ります。

胃がんも、早期発見できれば90パーセント以上が標準治療で治癒を見込めます。ただし、これは、腫瘍ができるタイプの胃がんの場合です。

スキルス性胃がんになると、悪性度が高くなります。胃の粘膜の下を這うようにがんが広がっていくため、免疫ががんを見つけにくいのです。胃カメラでも、早期発見するのが難しくなります。予後が悪く、転移しやすい性質も持ちます。

一方、悪性度が高いのは、肺がんや肝がん。これらの臓器にできるがんは、免疫原性が低く、転移しやすい性質を持ちます。ただし、赤木メソッドに限っていえば、すい臓がんに比べれば、肺がんは、予後は悪くないと言えます。

なお、もっとも予後のよくないがんは、すい臓がんです。

すい臓に発生するがんは、悪性度が高くなります。免疫原性が低いためです。免疫ががんを見つけにくいのです。しかも、肝臓に転移しやすい性質も持ちます。ステージ4のすい臓がんは、ほとんどのケースにおいて肝転移を起こしています。

体ががんに乗っ取られる

ただし、悪性度の低いがんも高いがんも、発見が遅れればそのぶん、治すことが困難になります。

なぜでしょうか。がんは進行するにつれて、さまざまな分泌物を出すようになります。そうして、がん監視システムが働きにくい環境を築いていくのです。

この環境の中では、免疫は思うように働けません。そのため、攻撃力が弱まります。

がん免疫システムが働かない環境は、がんの天下です。どんどん成長していきます。

このように、がんがつくり出す、自分にとって都合のよい環境を「がん微小環境」といいます。がんが傍若無人に振る舞える、まさに〝がんの王国〟です。

この〝がんの王国〟が築かれているのが、ステージ4の進行がん、再発がん、末期がんです。

これらのがんは、標準治療で治すことが極めて困難であることを、第1章でお話ししました。理由は、がん微小環境が出来上がっているためです。抗がん剤や放射線でいくらがん細胞を叩いていったところで、進行をくい止めることができないのです。

そうであるならば、進行がん、再発がん、末期がんに至ってしまった場合、生きることをあきらめなければいけないのでしょうか。

答えは「NO」です。

ただし、やらなければいけないことがあります。

それは、〝がんの王国〟であるがん微小環境を着実に壊していくこと。

では、どうするとよいのでしょうか。がん監視システムの〝主役〟にがんばってもらうことです。その主役というのが、「キラーT細胞」です。キラーT細胞こそ、赤木メソッド最大のキーワードです。

キラーT細胞とはどのような免疫細胞なのか、順を追ってお話ししていきましょう。

キラーT細胞は諸刃の剣

免疫には、「自然免疫」と「獲得免疫」という2つの種類があります。

自然免疫は、私たちが生まれながらに持っている免疫システムです。がん細胞や病原体など、異物を発見するとただちに排除に働く、原始的な免疫です。

この免疫のメンバーとなるのが、「樹状《じゅじょう》細胞」「ナチュラルキラー（NK）細胞」「好中《こうちゅう》球《きゅう》」「マクロファージ」などです。

一方、獲得免疫は、異物と闘う中で後天的に得られる免疫システムです。

この免疫チームは、敵の性質を分析し、対策を立ててから闘うという大変に優れた働き方をします。しかも、自然免疫よりはるかに強い力で敵を倒していきます。

獲得免疫には、「T細胞」がいます。T細胞は、「胸腺（Thymus）」という胸の真ん中にある小さな臓器でつくられる免疫細胞であることから、この名前で呼ばれています。

T細胞には、「ヘルパーT細胞」と「キラーT細胞」がいます。

簡単に説明すると、ヘルパーT細胞は、すべての免疫細胞を助ける司令塔の役割です。

そして、がんを倒す主役となるのが、キラーT細胞。とても強い攻撃力でがん細胞を排除していく〝戦闘部隊〟です。

その力は大変に強く、活性化していれば、がん細胞をたやすく倒していきます。

ただし、攻撃力が強いぶん、闘いが激しくなると、正常細胞まで傷つけてしまうのです。正常細胞が傷つけば、炎症が起こります。すると、つらい症状が現れます。そこから、新たながん細胞が生まれてくることもあります。

つまりキラーT細胞は、いってみれば、諸刃の剣なのです。がん細胞を排除する力に優れている。ところが、その力が発揮され過ぎてしまうと、正常細胞も傷つけてしまう。

そんな性質を持っています。

がんを倒す免疫の主役〝キラーT細胞〟

さて、ここからが重要なところです。

キラーT細胞の攻撃力が強くなり過ぎて、味方まで傷つけてしまっては、健康を守れません。キラーT細胞は、パワーダウンする必要があります。

そのとき、キラーT細胞は「PD-1」という分子をピョンと出します。

このPD-1は言わば〝免疫ブレーキ〟です。PD-1が発現すると、キラーT細胞の働きにブレーキがかかります。

つまり、キラーT細胞の力は〝免疫ブレーキ〟によってコントロールされている、ということです。

◎「PD-1」が発現しているとき　　キラーT細胞の力は「弱」
◎「PD-1」が発現していないとき　キラーT細胞の力は「強」

がんと闘うためには、キラーT細胞は「強」の状態でなければいけません。がんという強敵を倒していくには、それを上回る力が必要です。

大切なことですから、くり返します。がんとの闘いにおいて、キラーT細胞は〝免疫ブレーキ〟がかかっていない状態であることが重要です。そこで本書では、読者の方々にわかりやすく、そのキラーT細胞を〝元気マン〟と呼んでみることにします。医学的には「活性化キラーT細胞」「善玉キラーT細胞」ともいわれます。

〝元気マン〟とは、敵を倒す力に満ちた、まさにスーパーマン。彼らが体中をめぐっていれば、がんに負けることはありません。がん細胞を次々に倒していってくれます。それによって、がんは成長力を失い、やがて腫瘍は消失します。

現に、ステージ4の進行がん、再発がん、末期がんなど、標準治療では「治らない」と見なされるがんも、〝元気マン〟の力を高めていくことで約70パーセントのケースで改善していくことが、私の治療結果から明らかになっています。これは、〝元気マン〟に「がん微小環境」である〝がんの王国〟も破壊していく力があるためです。

体の中で〝ダークヒーロー〟が誕生する

ただし、〝元気マン〟ががんばり過ぎると、正常細胞も傷つけてしまいます。そんなとき、キラーT細胞は〝免疫ブレーキ〟をピョンと出し、自らの力を抑えます。この状態を医学的には「抑制性キラーT細胞」と呼びます。

抑制性キラーT細胞は、まさに〝いい子チャン〟。おとなしくて、正常細胞を傷つけるような悪さはしません。でも、がん細胞を前にしたとき、パワフルに闘うこともできません。よって〝いい子チャン〟が増え過ぎると、がん細胞が生き残ることになります。

本来、ＰＤ－１という〝免疫ブレーキ〟は、出たり入ったり、状況に応じて柔軟に動きます。がん細胞と闘うときには〝元気マン〟に変身し、平時には〝いい子チャン〟でいる、といった具合に自由自在に変化します。

しかし、悪玉活性酸素が体内で増え過ぎるなどして、がん細胞の発生量が多くなってしまうと、キラーT細胞は闘い続けることになります。

闘いの日々ほど、過酷なことはありません。やがてキラーT細胞は疲れ果てます。しかも、がん細胞とはいったん成長を始めると、そのスピードを速めていきます。すると、どうなるでしょうか。キラーT細胞が〝お疲れチャン〟に変身してしまうのです。この状態のキラーT細胞を、私は「疲弊抑制性キラーT細胞」と呼んでいます。

〝お疲れチャン〟とは、疲れ過ぎて〝免疫ブレーキ〟を引っ込める力すら失っている状態。こうなると、〝元気マン〟にはもう戻れません。がん細胞と闘う力もなく、敵の成長を許すことになります。

自分に闘う力はなく、敵は勢力をどんどん拡大していく。そんな救いのない状況に置かれたとき、人ならばどうなるでしょう。「こんな世界、もうどうなってもいい」と悪い方向に考えをめぐらせてしまう人がときどきいます。

免疫の世界では、ダークヒーローが誕生します。がん細胞に、結果的に味方してしまうキラーT細胞が発生するのです。これを「悪玉キラーT細胞」といいます。

悪玉キラーT細胞は、PD-1に加えて、「TIM-3（ティムスリー）」という〝免疫ブレーキ〟まで出している状態です。

悪玉キラーT細胞は、まさに〝ならず者クン〟。善悪の判断がまるでつかない〝なら

がんとの闘いは、キラーＴ細胞で決まる！

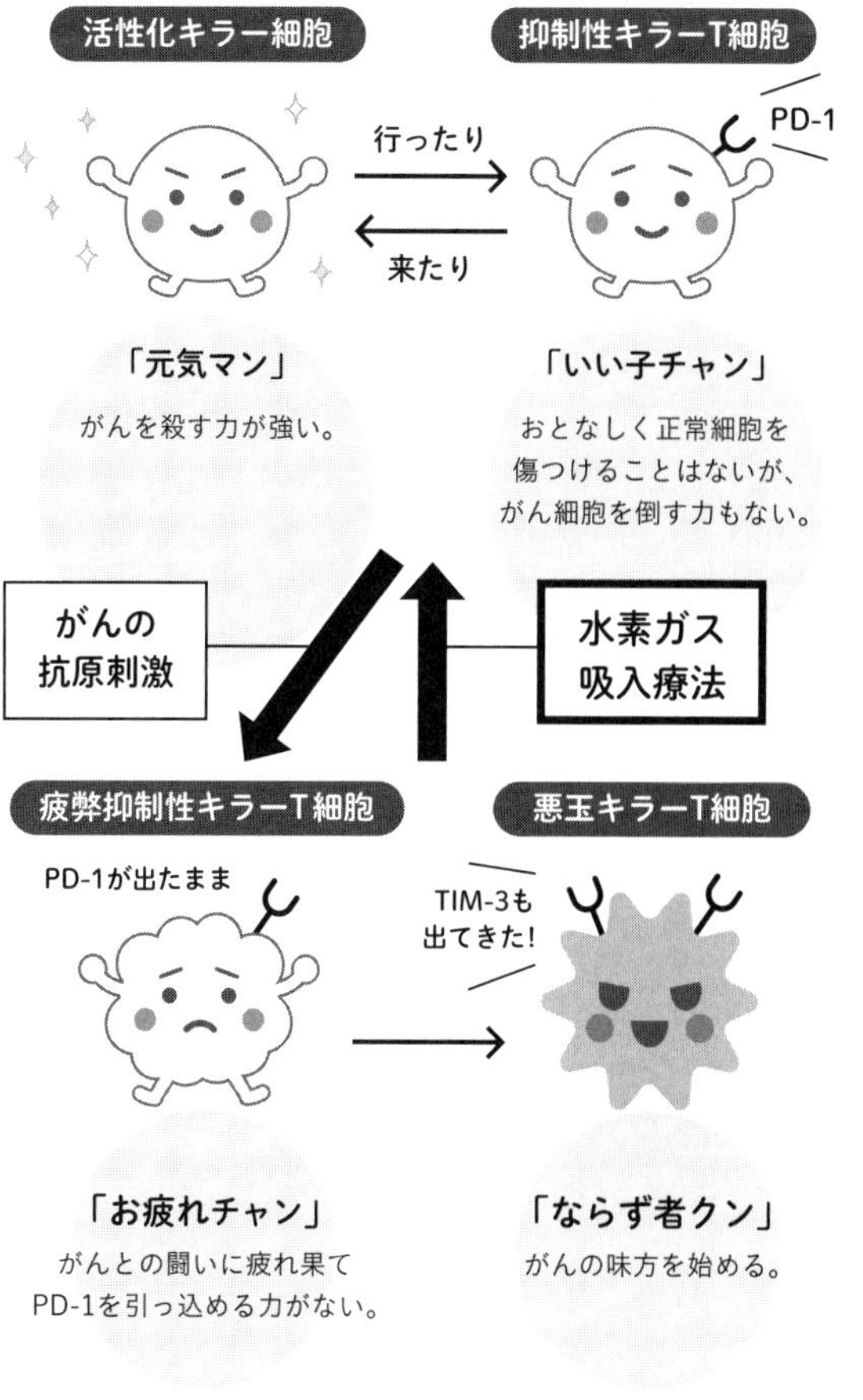

ず者クン〟は、〝がんの王国〟が築かれることに協力さえしてしまうのです。しかも、〝がんの王国〟が拡大していくにつれて、〝ならず者クン〟になるキラーT細胞が増えていきます。こうなると、私たちの体はがんと闘う術を失ってしまいます。

「オプジーボ」はなぜ効かない？

がん細胞にとって、キラーT細胞の〝免疫ブレーキ〟が出たままになっていることほど、都合のよいことはありません。キラーT細胞を完全に無力化できるからです。

がん細胞からは、「PD-L1」というタンパク質が発現されます。PD-L1は、〝免疫ブレーキ〟であるPD-1とぴったりくっつくようにできています。

では、両者が結合するとどうなるか。敵に対する攻撃力を完全に抑え込まれてしまうのです。キラーT細胞が、がん細胞に首根っこを押さえつけられているような状態です。

事実、進行がん、再発がん、末期がんの人たちの体内では、PD-L1にくっつかれてしまったキラーT細胞が、非常に多くなっています。

よって、がんを治すには、がん細胞からキラーT細胞を解放することが、まず必要になります。そのための薬が「オプジーボ」です。

２０１８年に本庶佑《ほんじょたすく》先生がノーベル生理学・医学賞を受賞されたことを覚えているでしょうか。

本庶先生が発見されたのが〝免疫ブレーキ〟である「ＰＤ‐１」です。ＰＤ‐１が発見されたことで、新しいタイプのがん治療薬オプジーボが開発されました。

オプジーボはＰＤ‐１とＰＤ‐Ｌ１の結合を外す薬です。「この結合が外れれば、キラーT細胞は本来の働きを取り戻し、がんへの攻撃力を復活できる」と考えられたのです。よって、オプジーボは「夢の薬」とたたえられ、人類はまもなくがんを制圧するだろうとまで期待されました。

ところが、です。臨床の現場では、期待するほどの効果が得られませんでした。実際、オプジーボはがん患者の20～30パーセントにしか効かないと推計されています。

しかし実のところ、「効かない」のではないのです。使い方が悪いだけなのです。

ここまで読んでくださった方は、もうおわかりでしょう。

がんになった人のキラーT細胞は、多くが〝お疲れチャン〟や〝ならず者クン〟になっています。薬の力でがん細胞から解放したところで、がんと闘う力を失ったキラーT細胞ではなんの役にも立たないのです。

がん治療の未来を変える大発見か

がんを消失させるためには、キラーT細胞を〝元気マン〟に戻す必要があります。

ところが、〝お疲れチャン〟や〝ならず者クン〟になったキラーT細胞は、もう〝元気マン〟には戻れない。これが、今までの医学常識でした。

ですが私は、これらを〝元気マン〟に戻す方法を発見しました。ここが「赤木メソッド」最大のポイントです。

それが、水素ガス吸入療法です。

水素を吸うと、キラーT細胞が〝元気マン〟に戻るのです。それだけではありません。

〝免疫ブレーキ〟が出たり入ったり、状況に応じてスムーズに動くようになります。キラーT細胞が健全な状態に戻るのです。

これは、がん治療の未来を変える大発見ではないか。と、自分では思っています。日常的に水素を吸入し、キラーT細胞を〝元気マン〟に戻したうえでオプジーボを投与する。すると、がん細胞から解放された〝元気マン〟たちが、がん細胞をいっせいに攻撃し始めます。

これによって、がん腫瘍は縮小していきます。〝元気マン〟たちは、がんの生命力を奪い、〝がんの王国〟であるがん微小環境を破壊していくのです。

実際、私が行っている免疫療法では、水素を毎日吸入した状態でオプジーボを投与します。こうすることで、末期がんと診断された患者さんのうち、約70パーセントが生存日数をのばしているのです。

オプジーボ単独で使用したときと比べて、約3倍も効果が上がっています。しかも、オプジーボの使用量は、標準治療の6分の1です。それほど量を減らしても、水素ガス吸入療法と併用することで、生存率を大幅に伸ばせるのです。

水素でミトコンドリアが元気に

ではなぜ、水素ガスを吸うとキラーT細胞が元気を取り戻すのでしょうか。

これは、ミトコンドリアが関係しています。

ミトコンドリアは、エネルギーの産生工場だというお話はしました。

ミトコンドリアは1つの細胞の中に数百から数千個も存在しています。1個のキラーT細胞の中にも、ミトコンドリアがたくさんあります。それらすべてのミトコンドリアが活性化して、エネルギーの産生量が増えれば、そのぶん、キラーT細胞も元気に働けるようになります。すると、がん細胞を倒す力も強くなるのです。

このときに必要となるのが水素です。ミトコンドリアでは、エネルギーが産生される際、酸素とともに水素が使われています。よって、水素の体内量が増えると、キラーT細胞も働きを活性化できるのです。

しかも、水素には、悪玉活性酸素を消去する作用があります。

悪玉活性酸素がなくなれば、ミトコンドリアDNAは障害されずにすみます。これによっても、健全なキラーT細胞を増やしていけます。

しかも、水素によって悪玉活性酸素が消去されれば、がん細胞の発生数も減らせます。がん細胞の数が少なくなると、キラーT細胞の負担を軽減できます。〝お疲れチャン〟や〝ならず者クン〟を増やさずにすむ、ということです。

水素のすばらしさは、まだあります。

活性酸素の中でも、悪玉とだけ結びついて、これを消去する作用があることです。善玉には何も作用しません。善玉活性酸素には免疫を活性化する作用があります。よって、がんの改善においては、悪玉のみ消去するという水素の働きは重要です。

ちなみに、活性酸素を消去する物質としては、ビタミンCや抗酸化物質なども知られています。しかし、ビタミンCは悪玉活性酸素を消す力に優れているけれども、善玉活性酸素も消去してしまうことがわかっています。

さらにもう1点、水素のすばらしい効果が明らかになっています。

標準治療では、大量の抗がん剤が使われます。それによって、患者さんはつらい副作用を経験します。しかし、水素を吸入していると、副作用が軽減する人が多いのです。

抗がん剤の副作用にも悪玉活性酸素が関与していると思われます。水素を吸うと、悪玉活性酸素が消去されます。こうした理由から、水素ガスの吸入が抗がん剤の副作用を軽減するのだろうと私は考えています。

手術を受ける際にも、あらかじめ水素を連日吸入しておき、術後も吸うようにすると、キラーT細胞を活性化できて、予後がよくなると予測できます。

私自身、外科医であったときから水素ガス吸入療法を行っていたら、再発率をもっと抑えられたのではないかとよく考えます。

どの治療を受けるかを決めるのは患者さん自身です。標準治療を選んだ際にも、水素ガス吸入療法を併用すると治療効果は違ってくるのではないか、と思っています。

血液検査で「がんの治りやすさ」がわかる

私たちの免疫力は、血液検査で調べることができます。

具体的には、血液中の善玉キラーT細胞（活性化キラーT細胞、〝元気マン〟）と悪玉キラーT細胞（〝ならず者クン〟）の量を見ていきます。そこから、以下の4つにカテゴリーわけができることを、私は見つけました。

【カテゴリー1】善玉キラーT細胞が多く、悪玉キラーT細胞は少ない。
【カテゴリー2】善玉キラーT細胞も悪玉キラーT細胞も多い。
【カテゴリー3】善玉キラーT細胞も悪玉キラーT細胞も少ない。
【カテゴリー4】善玉キラーT細胞が少なく、悪玉キラーT細胞は多い。

このカテゴリーわけは、赤木メソッドを行った約1000人の患者さんの検査結果から導き出したものです。「免疫力が高い（がんが治りやすい）」と「免疫力が低い（がんが治りにくい）」の違いは、このカテゴリーに見事に相関することを突き止めました。

このうち、がんがもっとも治りやすいのは、【カテゴリー1】の患者さんです。免疫がもっともよい状態。「はじめに」で紹介した小山和作先生も、【カテゴリー1】でした。

ではなぜ、小山先生はがんになったのでしょうか。小山先生は【カテゴリー1】であったものの、〝お疲れチャン〟が多かったのです。このことも、血液検査でわかります。【カテゴリー1】であっても、〝お疲れチャン〟が増えてしまうと、がんが発生してしまいます。

ただし、水素を吸うことで、〝お疲れチャン〟は割とスムーズに〝元気マン〟に戻っていきます。すると、治療効果も比較的早く表れてきます。

なお、小山先生のように、ステージ4のがんであっても、標準治療をまったく受けていない場合、【カテゴリー1】という人が多く見られます。

第1章で紹介した38歳の髄膜腫の女性も、発見時にはすでにステージ4、余命半年と宣告されましたが、血液検査をすると【カテゴリー1】でした。

次に免疫の状態がよいのは、【カテゴリー3】です。

善玉キラーT細胞は少なくなっていますが、悪玉キラーT細胞も少ない状態。ポイントは、悪玉キラーT細胞の少なさです。この免疫状態であれば、赤木メソッドの治療効果を得やすくなります。

ちなみに、【カテゴリー1】と【カテゴリー3】の人は、見た目も元気です。顔色もよく、食欲もあります。私は、食欲があるならば、たとえステージ４であってもあきらめないことが大事と考えています。赤木メソッドで治る可能性は十分にあります。

前向きな気持ちが免疫を変える

一方、【カテゴリー２】になると、【カテゴリー３】と比べて予後が悪くなります。【カテゴリー４】になると、予後はさらに悪くなります。

【カテゴリー２】と【カテゴリー４】は、悪玉キラーT細胞が多くなっています。これが多くなるほど、治療効果を得にくくなるのです。

標準治療をすべて行いつくして、「できることは何もない」と担当医に告げられたのちに、私のクリニックに来られる患者さんは大勢います。その場合、ほとんどの方が【カテゴリー２】か【カテゴリー４】です。

では、【カテゴリー２】か【カテゴリー４】になると、赤木メソッドでも治らない、という結果になってしまうのでしょうか。

そんなことはありません。ここで効果を発揮してくるのが、水素です。水素ガス吸入療法によって、【カテゴリー1】や【カテゴリー3】に変わっていくケースが多く見られます。水素が悪玉キラーT細胞を減らし、善玉キラーT細胞を増やしてくれるからです。

ですから、悪玉キラーT細胞が多い状態になっていたとしても、水素ガス吸入療法でその数が減れば治療の効果は出てきます。ですから、治療に前向きな気持ちを持ち続けることが大切。実際、【カテゴリー4】の患者さんの中には
「【カテゴリー1】になるよう、がんばります」

と意欲的に答えてくれる人が少なからずいます。

「治療できるだけでうれしい」

という人もいます。意欲的な言動は、免疫を少なからず活性化させます。本人が元気になれば、キラーT細胞も元気になるのです。

第４章

がんを切らずに治す最新「赤木メソッド」

免疫の働きを最大限に引き出す

免疫統合医療である赤木メソッドは、３つの段階を経て進化を続けてきました。

【ステップ１】２０１３〜２０１６年
「ハイパーサーミア（温熱療法）＋低用量抗がん剤」
【ステップ２】２０１７〜２０１９年
「ハイパーサーミア＋低用量抗がん剤＋水素ガス吸入＋オプジーボ」
【ステップ３】２０２０〜２０２３年（現在）
「ハイパーサーミア＋低用量抗がん剤＋水素ガス吸入＋オプジーボ＋ヤーボイ＋ひかり免疫療法」

ここで「赤木メソッド受診者の全生存率」というグラフをご覧ください。
「ＭＳＴ（Median Survival Time）」とは、日本語に直すと「生存期間中央値」となります。治療を始めて50パーセントの人が生存している期間のこと。がんの生存期間を調

赤木メソッド受診者の全生存率

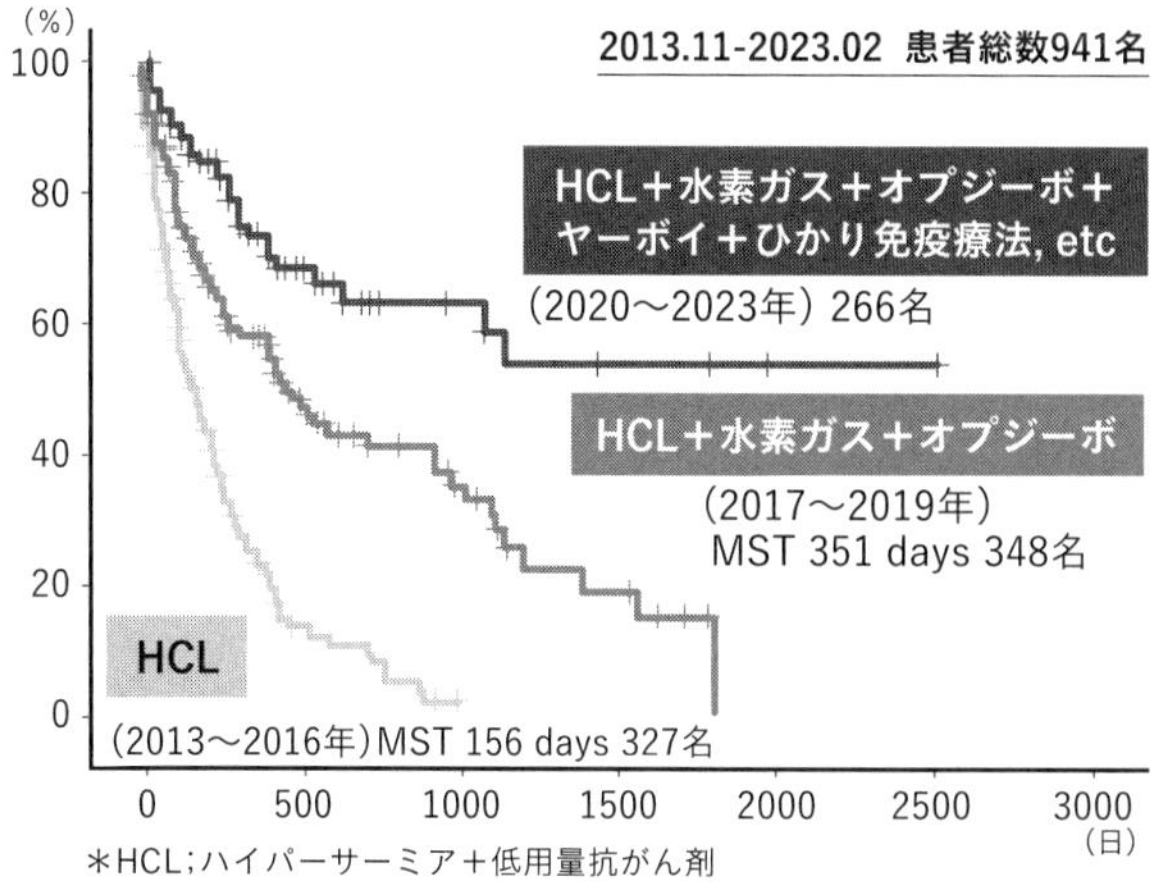

＊HCL；ハイパーサーミア＋低用量抗がん剤

べるうえでよく使われる指標です。

これを見ていただくと、赤木メソッドの効果が確実に上がっていっていることがわかります。【ステップ1】のMSTは156日でしたが、【ステップ2】は2倍以上の351日に増えています。

そして【ステップ3】になると、効果は格段に上がり、現在のところ、MSTを測定できていません。約70パーセントの患者さんが生存日数をのばし続けているからです。

病気は免疫が治し、医師はそれを助ける

なぜ、赤木メソッドではがん患者さんの生存日数をのばせているのでしょうか。

それは、「がん免疫サイクル」をもとにして、免疫を一つひとつ立ち上げているからです。

がん免疫サイクルでは、免疫ががんを排除していく流れが示されています。それは、7つの段階を追って進んでいきます。

このうちの1つにでも障害が起これば、免疫サイクルは動かなくなります。すると、がん監視システムが正常に働かず、がん細胞の増殖を許すことになります。結果、がんを発症したり、再発したりします。

反対に、がん免疫サイクルを正常に動かすことができれば、自分自身の免疫力でがんを倒すことが可能です。再びがんが成長しようとしても、それを許さない環境を体内に築くこともできます。

「医学の父」と呼ばれる古代ギリシアのヒポクラテスは、こんな言葉を残しています。

「病気は人間が自らの力をもって自然に治すものであり、医師はこれを手助けするものである」

この「自らの力をもって自然に治す」とは、自然治癒力のこと。自然治癒力とは、免疫力とほぼイコールと言えます。つまり、ヒポクラテスの言葉を言いかえるならば、「病気は免疫が治すものであり、医師はこれを手助けするもの」となります。

赤木メソッドは、医療の力を使って免疫を一から活性化し、やがては本人の免疫力でがんを倒していけるよう手助けする免疫療法です。

「がん免疫サイクル」を動かす

がん免疫サイクルは、以下のように進んでいきます。

①【がん抗原の放出】がん細胞を破壊する。

②【がん抗原の提示】免疫の教育係である「樹状細胞」が、がん抗原（目印）をT細胞

に伝える。
③【感作《かんさ》・活性化】樹状細胞がT細胞を教育して、キラーT細胞へと成長させる。
④【遊走《ゆうそう》】キラーT細胞ががん組織へ向かっていく。
⑤【がん組織への浸潤】キラーT細胞ががん組織に入り込む。
⑥【認識】がんであることをキラーT細胞が認識する。
⑦【攻撃】キラーT細胞ががん組織を攻撃し、排除する。

第3章で、がん治療の主役は、キラーT細胞であることをお話ししました。

キラーT細胞は、最初から攻撃力に優れた「キラーT細胞」として発生するわけではありません。自然免疫の仲間に「樹状細胞」という免疫細胞がいます。樹木が枝を伸ばしているような形をしていることから、この名で呼ばれています。その樹状細胞がキラーT細胞になるよう、T細胞を教育するのです。

樹状細胞の教育によって誕生したキラーT細胞たちは、がんを倒すための攻撃部隊となります。そして、がん細胞を探して体内をパトロールし、敵を見つけ次第、倒してい

がん免疫サイクルの流れ

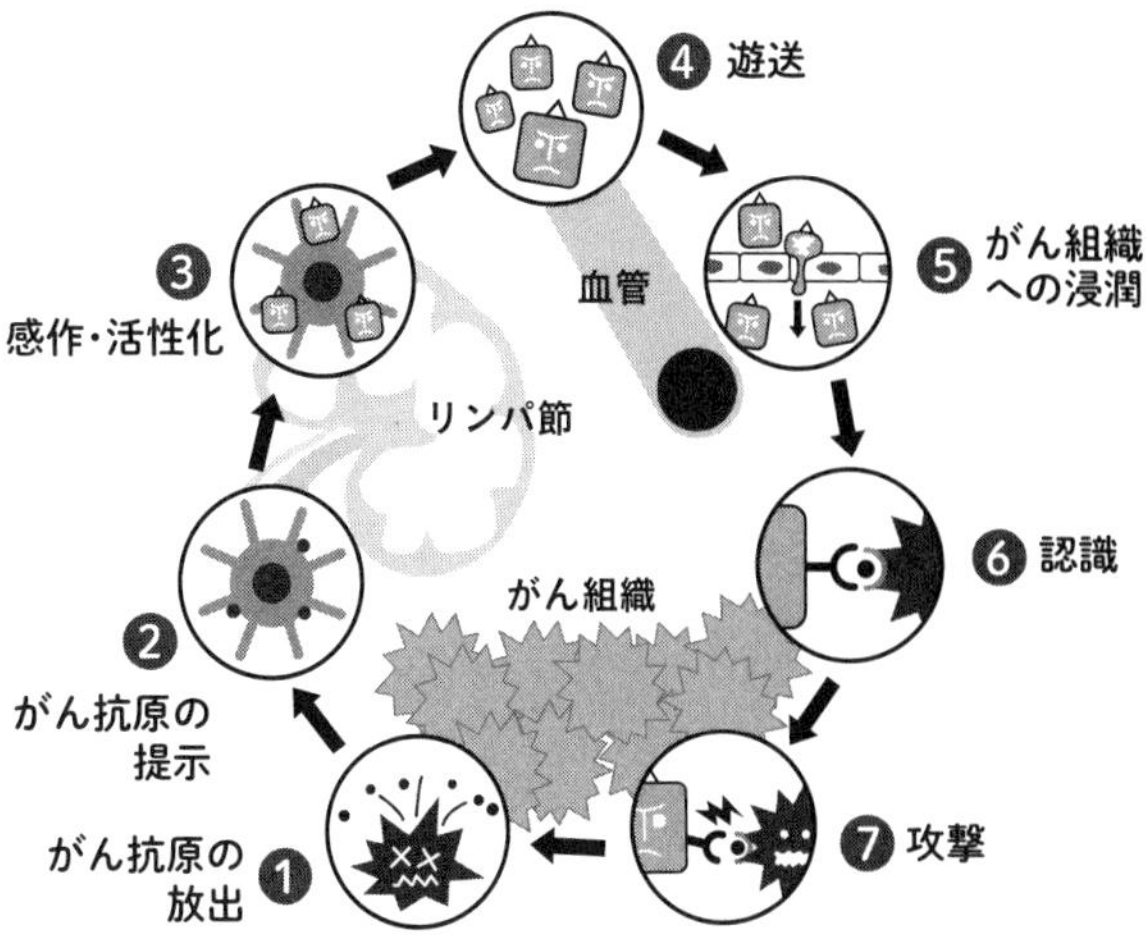

①②③ ➡ キラーT細胞の誘導

④⑤ ➡ キラーT細胞ががん組織へ浸潤

⑥⑦ ➡ キラーT細胞ががんを攻撃し、排除

くのです。私たちの免疫とは、こんなにもすばらしい連携のもとに働いています。

では赤木メソッドでは、がん免疫サイクルをどのように動かしていくのか、次項より詳しくお伝えしていきましょう。

赤木メソッドの土台は「水素」

赤木メソッドの土台となるのが、くり返しになりますが、水素ガス吸入療法です。これを行うことによって、あらゆる治療の効果を高めていくことができます。

そこで患者さんには、最初の3カ月間は1日に3時間以上、自宅で吸入していただきます。「そんなに長時間、吸うのは大変」と感じるかもしれませんが、睡眠中に吸うことを習慣化すれば、さらに長時間吸入するのも簡単です。水素に副作用はありませんから、何時間吸っても大丈夫です。

水素ガス吸入には、睡眠の質を高める作用もあると見られています。

私も毎日、眠りながら水素を吸い続けています。実際、水素を吸うようになって、ぐっすりと熟睡できるようになりました。日々、多忙を極めておりますが、翌朝に疲労感を残すことなく、スッキリと起き上がれます。

睡眠は、免疫の状態を左右する重要事項です。免疫の働きは睡眠中に活性化します。ですから、熟睡できるかどうかは、予後に大きくかかわってきます。

なお、がん治療における水素ガス吸入療法のメリットについては、第３章でお話ししました。そのメリットを改めてまとめてみます。

◎がん細胞発生の原因物質である悪玉活性酸素を消す
◎キラーＴ細胞の攻撃力を高める
◎免疫の教育係である樹状細胞の働きを活性化する
◎ミトコンドリアを活性化して、エネルギー産生量を増やす
◎オプジーボの効果を２～３倍も高める

水素ガス吸入療法を行うと、水素が血流にのって体のすみずみまで送られます。拡散

性に優れているため、血流の停滞しやすい部位にも広がっていきます。化学物質の侵入を許さない脳や、血流の少ないすい臓などにも届き、免疫の活性化に働いてくれます。

しかも、水素は水にも脂にも溶ける性質があります。水素を吸えば、脂質の多い細胞膜にも、水分の多い細胞内外にも働きます。このことも、免疫細胞の働きを高めるうえで、大きく影響していると考えられます。

なお、私のクリニックでは、1分間に1200ミリリットルもの高濃度の水素ガスが発生する機械を使っています。現在、水素ガス吸入器も、さまざまな機械が流通しています。機械によって、発生する水素量はまったく違います。活用する際には、水素ガスの発生量が多く、信頼できる機械を選ぶことが大切です。

がん免疫サイクル①　【がん抗原の放出】　がん細胞を破壊する

◎「低用量抗がん剤」　がん免疫サイクルのスタートを切る

がん免疫サイクルの①は【がん抗原の放出】です。

ここで使われるのが、抗がん剤です。

使用の目的は、ほんの一部のがん細胞を破壊すること。すると、「これがんですよ！」と知らせる目印（がん抗原）が放出されます。

これによって、がん免疫サイクルのスタートを切ることができます。

赤木メソッドでの抗がん剤の使用量は標準治療の10分の1です。少量しか使わないため、副作用はほとんど起こりません。髪の毛が抜けたり、白血球が減少したり、貧血になったりする心配はない、ということです。ただ、軽度の消化管症状は起きることがあります（ムカムカや食欲の低下など）。がん免疫サイクルのスタートを切ればよいだけですので、抗がん剤の使用量は少なくてよいのです。

◎「CTC（血中循環がん）検査」最適な抗がん剤を知る

抗がん剤とひと言で言っても、さまざまな種類があります。そのうち、どの抗がん剤が効くのかは、がん細胞の遺伝子によって違ってきます。たとえば同じ胃がんであっても、人によって効く抗がん剤は異なります。

ですから、患者さんのがん細胞の遺伝子に適した抗がん剤をあらかじめ見つけることができれば、治療を効率的に進めていくことができます。

そこで現在、赤木メソッドでは「ＣＴＣ（血中循環がん）検査」を取り入れています。これは、血液中に循環しているがん細胞を調べる検査です。この検査結果を見れば、最適な抗がん剤を知ることができます。

低用量抗がん剤治療は、赤木メソッドの重要なファーストステップです。効かない抗がん剤をいくら使っても、がん抗原の放出ができないため、がん免疫サイクルのスタートが切れません。治療効果を上げるには、がん細胞の種類を知ることが重要なカギとなるのです。

実際、ＣＴＣ検査を行うようになり、最初から「この抗がん剤が効く」という確信のもとに治療が行えるようになりました。それによって、「この抗がん剤は効かないようだから、別の薬を試してみよう」といったことがなくなりました。

なお、ＣＴＣ検査でがん細胞の特定ができると、抗がん剤以外の治療薬や天然成分などについても、どれを使用すると治療効果が上がるか、見当をつけやすくなります。

◎「ひかり免疫療法」特殊な光でがん細胞を破壊する

ひかり免疫療法も、がん抗原の放出を目的に赤木メソッドに取り入れています。

この治療法は、点滴で行います。その薬剤には、「リポソーム」という蚕《カイコ》のような形をした小さな物質が無数に入っています。リポソームの中は空洞で、そこに「ICG（インドシアニングリーン）」という薬が吸収されています。これを点滴します。

リポソームには、がん細胞との親和性が高い性質があります。がん細胞にだけ、特異的に取り込まれるのです。

そして、点滴から5時間以降に、近赤外線という特殊な光を2つ当てます。1つはがんの患部に、もう1つは血管の中に管を入れて光を出します。

その光とICGが反応すると、リポソームが破裂します。それによって、リポソームを吸収したがん細胞も壊れます。がんの患部に当てた光はその部位のがん細胞を叩きます。一方、血管内の管から出る光は、そこを流れる血液中のがん細胞を壊します。こうして2つの方向から、がん細胞を破壊していくことで、効率よくがん抗原の放出を図っていきます。

がん患者さんの血液中には、数万個にも及ぶがん細胞が流れているとされます。ひかり免疫療法を1回行うと、これがゼロになるとも報告されています。

この点滴を、6回行います。それだけ行えば、「がんがなくなってしまうのでは？」と思いたいところですが、がんとはそう簡単に倒せる敵ではない、というのが実際のところです。ですが、がん抗原の放出というがん免疫サイクルのスタートを切るには、非常に優れた働きをしてくれます。

ちなみに、将来的にこの療法の精度が今以上に高くなれば、抗がん剤を使わずとも、がん免疫サイクルのファーストステップを担えるようになる可能性はあると考えています。そうなると、CTC検査も必要なくなり、患者さんの経済的負担も軽減できます。

現在のところ、改良点として求められているのが、光の到達度です。光が、皮膚から5センチメートルほどのところまでしか届かないのです。そのため、深部に位置するがん細胞を破壊できない、という問題があります。

深部まで光が到達する機械が開発されるにはまだ時間はかかりそうですが、大きく期待しているところでもあります。

◎「高濃度ビタミンC」再発予防のカンフル剤として使用

ビタミンCにはがん細胞を壊す働きがあることがわかっています。ビタミンCは水溶性の物質で、数時間しか体内にとどまれないため、副作用を起こす心配がありません。よって、「体に優しい抗がん剤」とも呼ばれています。

ただし、現実的には、高濃度ビタミンCの点滴のみでがんを治療するのは、困難といえるでしょう。とくに末期がんや再発がんなどの患者さんの場合、がん免疫サイクルが働きにくい状況になっています。これだけでスタートを切るにはパワー不足です。

高濃度ビタミンCの点滴は、末期がんの補助療法として行いますが、とくにがんが消失した患者さんに対して有効だと考えています。

赤木メソッドでは、治癒した患者さんにも、定期的に来院していただき、経過観察と再発予防の治療を行います。検査の結果では治ったように見えるがんも、どこかに隠れていて、免疫が弱ったすきを狙って現れることがあります。そのため、ときどき医療の力を使って免疫力を上げることが、再発予防には大事です。

とはいえ、この段階までくれば、抗がん剤やひかり免疫療法などは必要ありません。

赤木メソッドの治療法

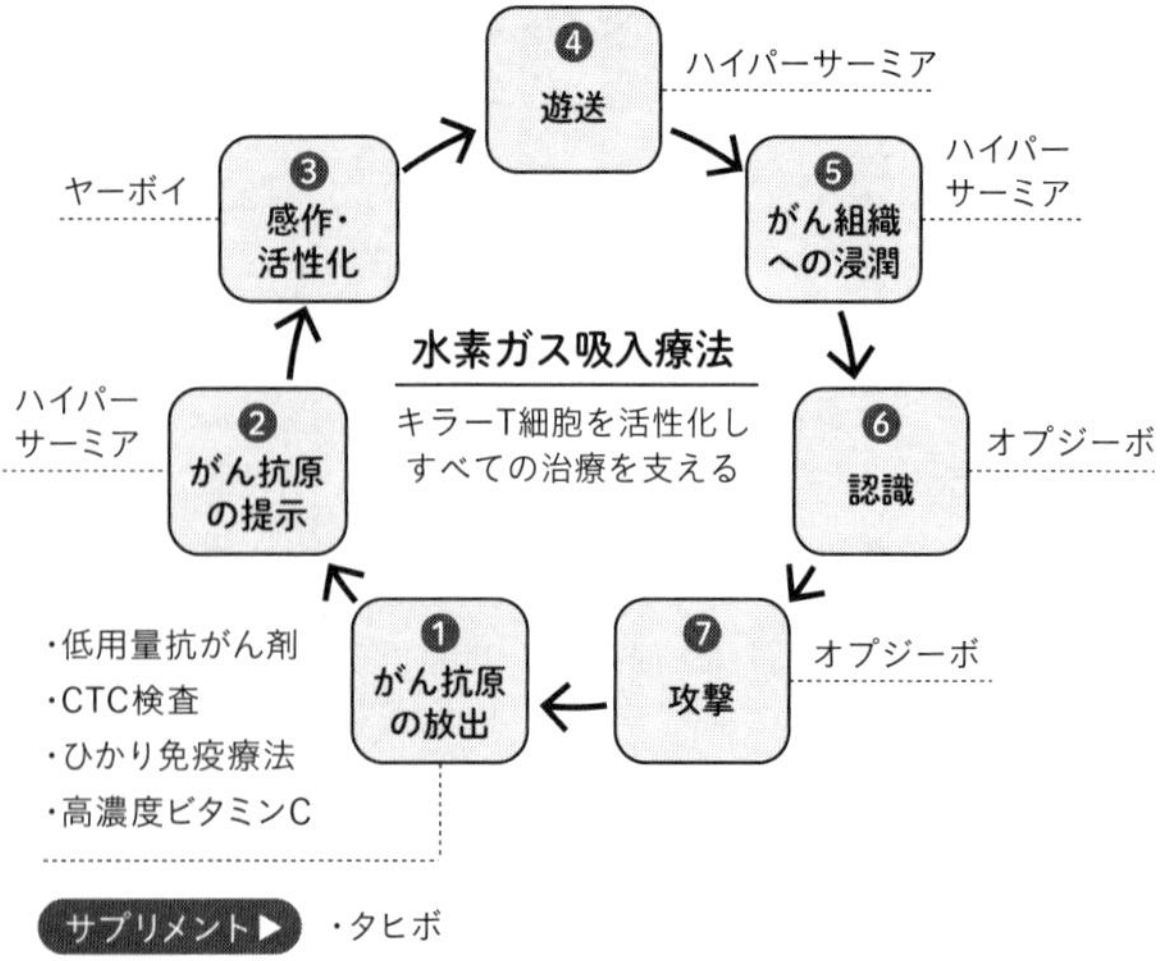

そのときには、高濃度ビタミンCの点滴がちょうどよいのです。

言いかえれば、赤木メソッドをひと通り行ってがんが消失する状態に持っていけたということは、高濃度ビタミンCの点滴をときどき行うだけで、がんと闘えるだけの免疫力を築けた、ということを意味します。

なお、がんがよくなったあとも、水素は毎日吸入することをお勧めしています。再発予防に有効だからです。

ですから、患者さんに最終的に

目指していただくのは、「高濃度ビタミンCの点滴＋水素ガス」という方法だけで、再発を予防できるところまで免疫力を高めていくことです。

がん免疫サイクル② 【がん抗原の提示】 がんの目印をT細胞に伝える

◎「**ハイパーサーミア**」　樹状細胞の働きを活性化する

がん免疫サイクルの①でがん抗原の放出ができると、免疫は次のステップに進みます。

②【がん抗原の提示】です。

ここで重要となる免疫細胞は、樹状細胞です。前述したとおり、樹状細胞とは、人の体に生まれながらに備わっている自然免疫の一員です。外敵を自分の中に取り込んで倒す一方、敵の目印を入手すると、それを他の免疫細胞に伝える働きがあります。よって、免疫の「教育係」とも呼ばれます。

がん免疫サイクルの場合は、①で破壊されたがん細胞を樹状細胞が食べ、「これががんだよ！」という目印を読み取るとT細胞に伝えます。これを「抗原提示」と言います。

樹状細胞の抗原提示の働きも、がんとの闘いにおいて欠かせません。よって、樹状細胞の働きを活性化していくことが重要となります。

そこで、赤木メソッドではハイパーサーミアを用います。

第1章でもお話ししていますが、ハイパーサーミアは、8メガヘルツの電磁波を当てることで、体を中心部から温める温熱療法です。

具体的には、がん細胞が多く存在する体の中心部が42〜43度に温められます。これによって、体の中心部に集まっているがん細胞が破壊されます。

一方、体の中心部の周辺は、約40度になります。免疫細胞には、38〜40度の環境でもっとも活性化する性質があります。樹状細胞も熱を加えることで活性化します。がん細胞を認識する能力も、抗原提示を行う働きも高まるのです。

しかも、温熱療法には、がん細胞そのものが治療に反応しやすくなるというメリットもあります。よく言われるのは「Cold Tumor（冷たい腫瘍）」が「Hot Tumor（熱い腫瘍）」に変わるということ。たとえるならば、冷たい鉄が赤くなるようなイメージです。「鉄は熱いうちに打て」と言いますが、がんも温めることで叩きやすくなります。

具体的には、免疫ががん抗原を見つけやすくなります。がん細胞の中には、がん抗原を隠して、免疫から逃れるようなずる賢いものがいます。それが、熱をかけることで、がん抗原を出すようになります。

これによって、樹状細胞やキラーT細胞ががん抗原を認識しやすくなるのです。

治療をスタートして最初の３カ月間は、週に１回、ハイパーサーミア治療を行います。1回の時間は40分です。

がん免疫サイクル③　【感作・活性化】　T細胞を教育して、キラーT細胞にする

◎「ヤーボイ」　キラーT細胞の誕生と活性化を促進

前著『がん治療の「免疫革命」』（ワニブックス【ＰＬＵＳ】新書）を２０２１年に出版してからも、赤木メソッドは進化を続けてきましたが、とくに画期的な変化のひとつが「ヤーボイ（イピリムマブ）」という薬を治療に加えたことです。

ヤーボイを使うことで、生存日数をのばす患者さんが明らかに増えました。前著でも、

約70パーセントの人に効果が出ているとお伝えし、現在もその割合は変わっていません。ただ、改善のしかたが、明らかによくなってきています。

ヤーボイの働きは、オプジーボと同じく、免疫にかかっているブレーキを外すこと。ただし、オプジーボががん免疫サイクルの⑥と⑦で働く薬であるのに対し、ヤーボイはもっと上流である③「感作・活性化」の部分で働きます。

では、ヤーボイとは具体的にどのような薬でしょうか。

がん治療の主役となる免疫細胞は、キラーT細胞です。しかし、③の段階ではまだキラーT細胞は誕生していません。胸腺から発生したばかりのT細胞は、樹状細胞に「これががんだよ！　しっかり覚えるんだよ」とがん抗原を教え込まれることによって、キラーT細胞へと成長していきます。

ところがその前段階で、T細胞から発現している「CTLA-4」という分子と、樹状細胞の「B7」が結合していると、T細胞はキラーT細胞になれないのです。

キラーT細胞が誕生しなければ、どんなに治療をがんばっても、がんを倒せません。ですから、両者の結合を外す必要があります。

そのうえで、Ｔ細胞のＣＴＬＡ－４と、樹状細胞から発現している「ＣＤ28」が結合することによって、キラーＴ細胞がめでたく誕生します。

ヤーボイは、Ｔ細胞のＣＴＬＡ－４と樹状細胞のＢ７を切り離し、ＣＤ28と結合させるように働く薬です。がんの治療薬でありながら、がん細胞には作用せず、免疫細胞の活性化に働くのです。

現在、ヤーボイは、保険診療でも使われています。ただし、使用に当たっては非常に複雑な決まりが設けられています。よって、赤木メソッドで使用しようとすると、どうしても保険から外れてしまいます。

とくに私が問題に感じるのは、保険診療で使われる量です。ヤーボイは副作用が出やすい薬なのです。主な副作用は甲状腺機能低下症や副腎皮質機能低下症です。

甲状腺や副腎皮質からは、活力の源になるホルモンが分泌されていますから、その機能が低下すると、倦怠感が強く現れます。また、皮疹《ひしん》が生じ、かゆみに悩まされる患者さんも多くなります。まれに間質性肺炎が起こることもあります。

ヤーボイは、すばらしい薬です。赤木メソッドにも欠かせない薬です。だからこそ、重い副作用が現れないよう、慎重な使用が大事になります。

赤木メソッドの使用量は、保険診療の10分の1です。また、4回以上使うと、副作用が現れる可能性が高くなります。ですから、使用は4回までにしています。

がん免疫サイクル④ 【遊走】 キラーT細胞ががん組織へ向かっていく

がん免疫サイクル⑤ 【がん組織への浸潤】 キラーT細胞ががん組織に入り込む

◎「**ハイパーサーミア**」 血流を促進する

キラーT細胞が誕生すると、④の【遊走】が始まります。キラーT細胞ががん組織を探してパトロールを行うのです。そして、がん組織を見つけるといっせいに入り込み、広がっていきます。これが⑤の【がん組織への浸潤】です。

④と⑤で重要なカギを握るのは、血流です。キラーT細胞は、血流によって全身に運ばれます。そのため、血流が悪いと、キラーT細胞は遊走も浸潤もできなくなります。

反対に、血流がよくなれば、キラーT細胞は思う存分働けます。

では、血流を促進するには何が必要でしょうか。体を温めることです。そこで、がん免疫サイクルの④と⑤に役立つのが、温熱療法であるハイパーサーミアです。

ハイパーサーミアで体をしっかり温めると、血管が拡張されて血流が促進されます。末端など、ふだんは血流が届きにくい箇所にまでキラーT細胞が行きわたり、がん撲滅に働いてくれます。

一方で、がんは熱に弱い性質があります。これは、がん組織に広がった血管も同様です。がん腫瘍は大きくなってくると、自分の中に血管をどんどん伸ばしていって栄養を吸収し、成長の糧とします。その血管は、もろくて粗末です。

本物の血管は熱が加わると血流を促進しますが、がんの血管は熱を逃がせず、熱は内側にこもります。それによって破壊されるのです。

このようにハイパーサーミアは、キラーT細胞が働きやすい環境をつくる一方、がんが成長しにくくなる療法でもあるのです。

がん免疫サイクル⑥　**【認識】がんであることをキラーT細胞が認識する**

がん免疫サイクル⑦　**【攻撃】キラーT細胞ががん組織を攻撃し、排除する**

◎「**オプジーボ**」　キラーT細胞の攻撃力を高める

がん免疫サイクルの⑥は【認識】。がん細胞であることをキラーT細胞が認識します。そして、⑦が【攻撃】。キラーT細胞ががん細胞を攻撃して排除するのです。

⑥と⑦で使用するのは、オプジーボです。オプジーボについては第3章で詳しくお話ししました。キラーT細胞とがん細胞の結合を切り離すことで、免疫にかかったブレーキを外し、キラーT細胞の攻撃力を高めます。

なお、オプジーボも、保険診療で使われる薬ですが、いろいろな制限があります。保険が適用されるがんは、「悪性黒色腫」「肺がん（非小細胞、二次治療からのみ使用可能）」「頭頸部がん（舌がん、咽頭がんなど）」「胃がん（切除不能なものに限る）」「腎細胞がん」「ホジキンリンパ腫」「悪性胸膜中皮腫」「食道がん」「原発不明がん」のみ。他は、保険が使えません。

では、保険が適用されないがんには、オプジーボが効かないのでしょうか。そんなことはありません。治験（国の承認を得るための成績を集める臨床試験）が終了しているかどうかだけの違いです。

よって、赤木メソッドでは、すべてのがんでオプジーボを使用します。

オプジーボは、非常にすばらしい薬です。ただし、薬価が高いという問題があります。赤木メソッドは自由診療になってしまうため、全額自己負担となります。ただし、使用量は、標準量の６分の１のみ。使用量を減らすことで、薬代も軽減できます。

しかも、量を減らして使うので、副作用も現れにくくなります。オプジーボの副作用としては、自己免疫疾患や副腎皮質不全、糖尿病などが知られています。間質性肺炎という重度の肺炎が起こるケースもまれにあります。ただし、赤木メソッドの場合、使用量が少ないため、深刻な副作用が現れたケースは、今のところありません。

一方、軽い副作用が生じるケースはたびたび見られます。発疹が少し出たり、のどがイガイガしたり、咳が出たりといった軽度のものです。

軽度の副作用が現れるということは、赤木メソッドに限っていえば、オプジーボが効いている反応と読み取れます。キラーT細胞が活性化すると、その働きのために炎症が生じることがあるからです。それが副作用として出てきます。ですから、軽度の副作用が現れた人のほうが、赤木メソッドの効果を得やすい、というのが私の実感です。

赤木メソッドで活用しているサプリメント

◎「タヒボ」 免疫のブレーキを外す

赤木メソッドでは、サプリメントも使用します。免疫力を強化していくためです。どうにかして、すべての患者さんを救えないか。私の念頭には、常にそのことがあります。ですから、「がんによさそうだ」と感じるものがあれば、研究を行っています。

サプリメントも、「がんによい」といわれる商品がさまざまに流通しています。その中で、現在、赤木メソッドに取り入れているひとつがタヒボです。

タヒボとは、南アメリカのアマゾンにのみ生息する樹木の名前です。その樹皮には、およそ200種類もの成分が含まれていて、抗がん作用や免疫活性作用があることがわかってきています。

現在、このタヒボの有効性が世界的に注目されており、私も研究を進めているところです。では、タヒボにはどのような効果が期待できるのでしょうか。

がんが進行していくと、「MDSC（骨髄由来免疫抑制細胞）」という免疫抑制細胞が出現してきます。MDSCは、がんにおける免疫抑制の中心的存在と考えられています。しかも、キラーT細胞が〝お疲れチャン〟や〝ならず者クン〟になるよう誘導し、がんが成長するのに有利な環境をつくり出していくのです。

タヒボには、このMDSCの働きを抑える作用があることがわかってきています。

実際、タヒボを使うようになって、赤木メソッドの効果がさらに上がってきているという実感があります。最初、「これはがん治療にいいですよ」と勧められたときには、「本当かな」と半信半疑でしたが、使ってみると、血液検査の結果が改善されるなどの効果が認められました。

ただし、貴重な成分であるため、本物は高価です。インターネットでもさまざまな商品が出回っていますが、そうしたものは濃度が低く、ＭＤＳＣを抑制するほどの効果は期待できないと言えます。

がん治療に効果があると考えられるタヒボは、医師にしか卸されていないのが現状ですので、商品の購入を希望される場合には、信頼できる医師に相談することをお勧めします。

赤木メソッドの進め方と治療期間

赤木メソッドは、どのようなスケジュールで治療が進んでいくのでしょうか。

治療の勝負となるのは、最初の３カ月間です。ここで、早い人はがんが消えていきます。ただ、それは治療がうまくいったケースであり、がんが小さくなる、成長を止めるなど、効果の表れ方には個人差があります。よって、最初の３カ月間は月に４日（計12日）、集中して治療を行います。ちなみに、治療は通院で行い、入院は必要ありません。

治療の進め方は以下のとおりです。

治療はまず、免疫を活性化させる力の強いオプジーボとヤーボイから始めます。それによって、がんの患者さんの免疫環境を改善して治療を進めやすくします。

◎1週目　オプジーボ＋ヤーボイ＋ハイパーサーミア
◎2週目　ひかり免疫療法＋ハイパーサーミア
◎3週目　オプジーボ＋ヤーボイ＋ハイパーサーミア
◎4週目　低用量抗がん剤＋ハイパーサーミア

この他に、水素ガス吸入器を自宅に設置していただき、毎日3時間以上、水素を吸っていただきます（機械はレンタルできます）。

基本は、これを1クールとして3クール、つまり3カ月間続けます。

3カ月が過ぎたところで、検査を行い、治療効果を判定します。

もしも、効果が出なかった場合、この先も治療を続けるかどうか、患者さんとよく相談して決めていきます。

一方、良好な結果が出た人は、治療を継続していきます。そのときには、免疫の状態が改善してきていますから、治療は月2回に減らします。これを3カ月間行います。

3カ月後、再び検査をして治療効果を判定します。結果が良好であれば、さらに治療の回数を減らし、3カ月間、月に1回のみ来院していただきます。

このようにして、免疫が立ち上がっていくとともに、医療の手は少しずつ引いていき、患者さん自身の免疫にがん討伐を任せていきます。

そうして最終的には、オプジーボや低用量抗がん剤などの薬を使わずとも、再発を防げる段階を目指していきます。

大切なのは、「だいたいよくなった」というところで治療をやめないこと。がんが消えると安心してしまうのか、来院しなくなる患者さんがいます。しかし、検査では見つからないようながんが、体のどこかに残っていて、免疫が落ちたすきを狙って出てくることがあります。がんとは、本当にしつこい病気なのです。

ですから、画像検査でがんが消えたとしても、数カ月間に1回は来院して検査を受け、再発していないかを確認していただきます。このとき、高濃度ビタミンCの点滴を行って、がん抗原の放出をすることで、免疫を活性化させます。

もうひとつ、再発予防に大切なことがあります。治療がひと通り終了したのちも、水素ガスの吸入だけは続けていくことです。再発を防ぐうえで、これは重要です。

人間、生きていれば、過度のストレスを負って、免疫がガクンと落ちることがどうしても起こってきます。ですが、水素ガス吸入療法を続けていると、免疫のリカバリーが早くなるのです。

第5章

日本人が知らないがん治療の現状

ノーベル賞受賞者・本庶佑先生の予言

がん治療の転換期があるとしたら、今がその真っただ中ではないか。私はそう考えています。

それを表面化させたのが、2018年、本庶佑先生（京都大学名誉教授）のノーベル生物学・医学賞の受賞です。本庶先生は、キラーT細胞に発現するPD－1を特定されたのち、さらなる研究を進められ、オプジーボを開発されました。

前述したように、オプジーボは、免疫にかかったブレーキを外す薬です。それによって、患者さん自身の免疫の働きでがんを治していくのが目的。薬の力でがんを排除していく抗がん剤とは、一線を画すものです。

現在、オプジーボは、すでに世界各国で使用されています。そして、オプジーボの他にも、ヤーボイなど免疫のブレーキを外すがん治療薬が開発されてきています。「医療の力でがんを排除する時代」から「免疫の力でがんを治していく時代」へ。世界のがん治療には今、パラダイムシフトが起きているのです。

本庶先生は、ノーベル・プライズ・ダイアログ東京2019のスピーチで、このようなことを語られています。

「現在、免疫療法はセカンドライン、サードラインで選ばれています。将来は、より多くの患者が、ファーストラインで免疫療法を受けるようになることを願っています」

「それによってがんを完全に消滅させることができないまでも、少なくともがんと共存できるようになるのではないでしょうか」

本庶先生がノーベル賞を受賞された当時、私はまだ外科医としてメスを握っていましたから、「本当にそんな時代が来るのだろうか」と少々の疑問を持って見ていました。

しかし現在、私は免疫療法を行う医師になりました。手術では治せなかった大勢の患者さんを救えるようになっています。

「免疫療法でがんを克服する時代は夢ではなくなった」

この本庶先生のこの言葉は、世界の医療界において、現実のものとなってきているのです。

アメリカでは免疫療法が進んでいる

実際、欧米では免疫療法に力が注がれています。

標準治療以外の治療法には、自然療法や代替医療などさまざまなものがありますが、そのほとんどは免疫力を高めることを目的とした療法です。免疫力を向上させることで、自然治癒力を引き出していきます。よって、自然療法や代替医療などは、免疫療法と言いかえてよいでしょう。

たとえばアメリカでは、1990年にアメリカ議会がん問題調査委員会OTAレポートにおいて

「自然療法のほうが、通常の抗がん剤、放射線治療、手術よりも効果が高い」

と報告されています。30年以上も前に、「自然療法の有効性は、がん3大医療を上回る」と認められていたのです。

しかも、その2年前には、NIH(国立衛生研究所)にある米国国立がん研究所が、

「抗がん剤は、強力な発がん物質で、新たながんを発生させる」

と「抗がん剤要注意宣言」を出しています。抗がん剤を開発し、がん治療での使用を主導してきたアメリカが、真っ先に抗がん剤から手を引いたのでした。

さらには「アクセス法」という法律もあります。これは、簡単に言うと

「患者には、代替医療を含めて効果的な医療を受ける権利があり、医師は効果的な治療を提示する義務がある」

「効果のある治療法を患者に提示できなければ、医師法違反で罰せられる」

というものです。

つまりアメリカでは、医師に対して、免疫療法を含めてさまざまな治療法を勉強し、検証したうえで、患者さん一人ひとりに提示することを義務づけている、ということです。

ですから、アメリカの医師は非常に勉強熱心です。末期がんの患者さんを「もう、あなたにできる治療は何もありません」と突き放したりすれば、医師法違反として罰せられます。

免疫療法を「まがいものだ」などと蔑視したり、「３大医療こそが最高の医療」と自

分の不勉強を棚に上げたりということも許されません。

国も、率先して新たな医療の研究を行っています。アメリカ国立補完統合衛生センターという大規模な施設をつくり、補完代替医療の研究と開発に毎年１００億円以上を投じているのです。

補完代替医療とは、西洋医学を補い、あるいはその代わりになる医療のこと。たとえば、薬草やサプリメント、栄養補助食品の研究もさかんに行われていますし、鍼治療、瞑想、マッサージ、ヨガ、呼吸法、カイロプラクティック、ホメオパシー、太極拳、気功、催眠療法、アーユルヴェーダなども研究対象になっています。

日本では「あやしい」「効果には疑問がある」と言われるような療法も、アメリカでは熱心に勉強され、「これはいい」となれば臨床の現場で積極的に採用されます。しかも、その後押しを国がしているのです。

実際、全米ナンバーワンのがん病院「ＭＤアンダーソン」でも免疫療法を取り入れ、臨床に応用しています。ナンバーツーのスローン・ケタリング記念がんセンター、ナンバースリーのジョンズ・ホプキンス病院でも免疫療法を施行しているのです。

日本のがん死亡率はアメリカの１・６倍

それでは、日本の医療界は、どうでしょうか。

いまも「西洋医学こそナンバーワン」という立場を取り続けています。

反対に免疫療法を「不確かで、危ういもの」ととらえています。先進国の中で、免疫療法を本格的に行っていないのは日本くらいです。

言ってみれば、日本の現状とは「西洋医学の成れの果て」。

西洋医学が興り、発展させた国々では、西洋医学だけでは限界があることを、だいぶ前から認めています。そして、免疫療法を重視して、国をあげて熱心に研究しています。

一方、日本は西洋医学に固執し続けている。それどころか、アメリカでは「注意宣言」が出されている抗がん剤を、いまだに患者さんに大量投与しています。半面、西洋医学以外の医療は「エビデンス（科学的根拠）がない」と排除するのです。

しかし、「エビデンスがない」という意見は、正しいのでしょうか。

たとえば、赤木メソッドでがん患者さんの生存日数がのびているグラフ（１２５ペー

日本のがん死亡率は米国の約1.6倍

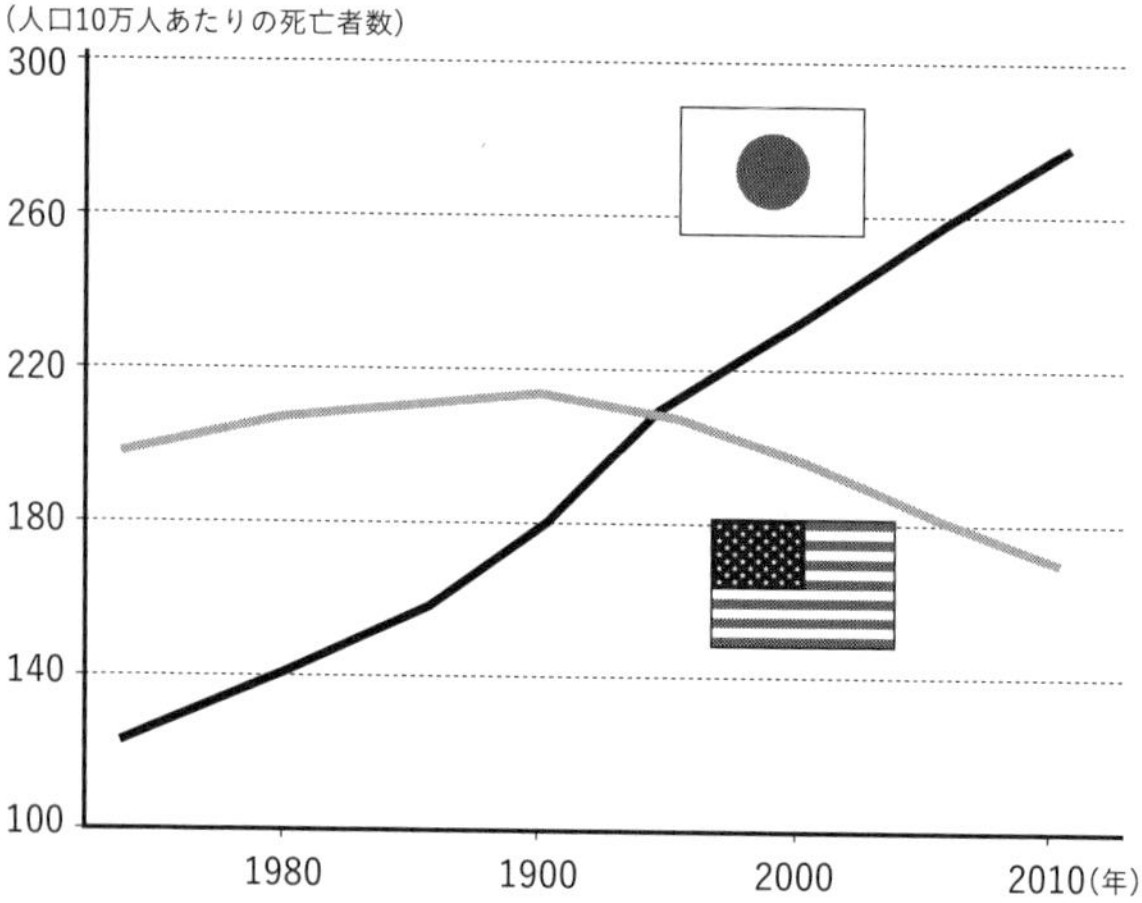

厚生労働省　平成26年　人口動態調査
米国国立がん研究所　SEER Center Statistics Review　1975-2012より

ジ）も、免疫療法の有効性を伝えるエビデンスです。口絵や第2章で紹介した実例も貴重なエビデンスといえるでしょう。

では、日本の医療界が西洋医学を重んじ続けた結果、現在、どんなことが起こっているのでしょう。

がんで亡くなる人が右肩上がりで増え続けています。日本にいると、この現実は「そういうものだ」と違和感なくとらえられるかもしれません。しかし、「がんで死ぬ人が増えている」というのは、当たり前のことではないのです。

というのも熱心に、免疫療法に取り組んでいるアメリカでは、がんの死亡率が年々下がっています。

かつては、がんの死亡率はアメリカのほうがはるかに高いものでした。ところが、アメリカが３大医療より免疫療法へ舵を切った１９９０年代、日本とアメリカのがんによる死亡率は逆転しました。

現在、日本におけるがん死亡率は、アメリカの１・６倍。そして、先進国の中でがん死が増え続けているのは、日本のみです。

これが、日本人が知らない現実です。

こう考えると、日本も１日も早く免疫療法を標準治療に取り入れたほうがよいとわかります。しかし、日本の医療界が変わることは、なかなか難しいのが実情です。

「免疫」と言うだけで怒り出す

私のクリニックには、セカンドオピニオン（第２の意見）を求めてこられる患者さんが多くいます。その中には、「抗がん剤治療は怖いから受けたくない」とかかりつけ医に伝えたところ、「それなら、当院で治療はできない」と叱られてしまった、という方が少なからずいます。「もう来なくていい」と怒鳴られたという患者さんもいました。

また、「免疫療法を受けてみたいと考えている」と相談した人のほとんどが、「そういうのは効かないよ」と引きとめられています。なかには、「危険だからやめなさい」と猛反対された人もいました。

そんな患者さんの話を聞いていると、おかしなことをいう医師が少なからずいるものだなと感じます。

たとえば、私のクリニックに来られる患者さんは、末期がんの方がほとんど。「もう何もできることはない」と余命宣告までされています。なかには、「緩和ケアに移られてはどうでしょうか」と勧められている人もいます。

「もうできることは何もない」と患者さんに伝えている一方で、患者さんが新たな治療法を自ら探し、それを試してみたいと相談すると、全否定する医師が結構多いのです。

自分が行っている医療のみを「正しい」と信じ、別な治療法を患者さんが望んでも、最適な治療法を提示できない医師たち。アメリカならば罰せられるところです。

しかし、日本では、西洋医学のみに突き進む医師こそ正統とされ、それ以外の医療は危険視されてしまう。これが日本の医療界の現状とも言えるのでしょう。

日本の医療界も少しずつ変わってきた

日本の多くの医師は、免疫療法と聞くだけで拒否反応を示します。

しかし、かつては日本にも、「免疫を活性化すれば、がんを治せる」と沸いた時代がありました。ワクチン療法や免疫細胞療法などが開発され、臨床の現場でも取り入れられたのです。

ところが、医師たちが期待するような効果は得られなかった。しかも、「免疫」と名乗りながら、根拠のない療法も多くありました。期待が膨らんでいたぶん、落胆も大きく、「免疫療法は効果がない」「時間ばかりかかる」と不信感を強く持った医師が多かったのです。

免疫療法には、そんな「暗黒の時代」がありました。

では、若い医師たちはどうでしょうか。残念ながら、医学部では、臨床に結びつくような実践的な免疫の勉強が行われていない、と見受けられます。免疫の基本しか学べていない。そのうえ、医学の教えを授けているのが、大御所の先生たちです。過去に広がった根拠のない免疫療法への不信感が、「免疫療法なんて効かない」と若い医師たちにも受け継がれてしまうのではないでしょうか。

そのため、「患者さんのために、自分は何ができるのか」と、既定路線を外れてでも自ら熱心に勉強を続ける医師でなければ、免疫療法への理解を示すことは難しいのです。

とはいえ、この数年、風向きが変わってきたなと感じることが増えました。

そのひとつが、熊本にある私のクリニックまで見学に来る医師が多くなったことです。がん患者さんを救うための「何か」を探しておられる方々です。ほとんどが、私のような開業医で、自由診療を行われている先生たちです。今ある命を救うために、何をすればよいのかと考える、熱い志を持つ医師が増えてきています。

偶然に出会った医師に命を預けるのはなぜ？

日本の常識は、世界の非常識。そんな言葉があります。

私は、主治医選びもこの言葉に当てはまるのではないかと感じています。

がんを発症すれば、治療ができる大きな病院に行かれると思います。

そのとき、何を基準に選ばれますか？

ある人は、人間ドックなどの検査を受けた病院で、そのまま治療に入られることでしょう。ある人は、大学病院などの大病院を「信頼性が高い」と選ぶかもしれません。また、ある人は自宅から通院しやすい総合病院を受診するのでしょう。

ですが、大学病院にしろ、総合病院にしろ、病院を選んでいるのであって、医師を選んでいるわけではありません。

がんの治療を行うのは医師です。大きな病院に医師は大勢いますから、「この医師に診てもらいたい」と意思表示をしなければ、どんな医師の診察を受けるのか、わかりません。ところが、多くの患者さんが、最初に受診した医師を主治医としてしまうのです。

医師も人間であり、腕にも知識にも性格にも、個人差があります。くじ引きのように偶然出会った相手に、自分のもっとも大切な命を預けるのは、なぜですか？

しかも、一度主治医となった人が、「手術をしましょう」「抗がん剤治療が必要です」と言えば、「そうですか、お願いします」と素直にしたがってしまう。これは、日本だけに見られる「世界の非常識」です。

自分の命は、人任せにしてはいけません。それは、人生を人任せにするのと同じこと。人任せの人生で、私たちは思う存分生きられるでしょうか。治療も同じです。

どんな治療を受けたいのかは、自分で選ぶこと。「この医師の、この治療を受けたい」と思ったら、一度問診を受けたうえで、治療を始めるかどうか決めることが大事です。

それは患者さんにとって大変なことでもあるでしょう。しかし、現在はインターネットが発達し、昔ほど困難ではなくなりました。自分では難しいのならば、家族などに手伝ってもらうという方法もあります。

そうやって、心から信頼できる医師を選んでいきましょう。治療の効果を高めるには、信頼関係が重要です。これは、私自身、とても感じることです。患者さんから信頼を得られると、治療効果がスーッと上がることが多くなります。

免疫が上がれば、ＱＯＬも上がる

日本の医療界も、患者さんのＱＯＬ（生活の質）を大事に考えています。

多くの医師が、「患者さんのＱＯＬを大切にしたい」と口をそろえて語っています。

しかし現実的には、がん治療によって日常生活が損なわれています。免疫を低下させる治療を行うと、結果的にＱＯＬも低下してしまうからです。

反対に、免疫を活性化する治療を行っていると、ＱＯＬは自然と向上していきます。

これは、私自身、免疫療法を行うようになって気づいたことです。免疫が活性化すると、痛みなどの苦痛が解消され、体が動きやすくなります。そして結果的に、日常生活が送りやすくなるのです。

実際、一人では歩くことすらままならず、車イスで家族に連れられてきた患者さんが、水素ガスを吸入したところ、顔色がよくなり、自分の足で帰っていくことがあります。

体調が悪い人ほど、水素ガス吸入の効果は表れやすくなります。ミトコンドリアや免疫が活性化されることで、体が楽になることを実感しやすいのだと思います。

歩くことができれば、内臓の動きもよくなり、食欲もわいてきます。すると、生きる気力も高まり、「自分でできることはがんばろう」とＱＯＬも上がるのです。

生活を改めれば、免疫力も変わる

「どうして、私はがんになった？　何か悪いことをしたのか」

がんになると、みなさん、深く落ち込みます。落ち込んでいいのです。誰もが一度は落ち込む。医療者だって、がんになれば思い悩むのです。

しかし、生きたいと思うなら、落ち込んだあとには、生きていくための方法を考えましょう。落ち込んだままでは免疫は下がり続けます。反対に、生きる意欲を持てば、そのときから免疫力は上がるのです。

次に、「どうしてがんになったのか」ということに一度、真正面から向きあいましょう。

がんは、私たちの体内で発生するがん細胞が成長した姿です。１つのがん細胞が腫瘍になるまでには、それなりの時間がかかります。その間、免疫を低下させ続けてしまった生活歴があります。

もっとも多いのは、過度なストレス。がんを発症する人は、数年前に大きなストレスを負ったり、ストレスの多い生活を継続して送っていたりします。

また、食事も重要です。近年、増えている大腸がんや前立腺がん、乳がんなどはとくに食事の影響が大きいとされています。

問題となるのは、第一に脂肪分の多い食事。肉や揚げ物、ギトギトのラーメン、脂肪分の多いカレーライスなどを頻繁に食べるような食生活は、がん発症の要因になります。

次に、前述しましたが、化学合成された食品添加物を含む食べ物。インスタント食品やレトルト食品、ファストフード、コンビニ食品など封を切るだけ、電子レンジで温めるだけ、お湯を注ぐだけで食べられるものには、防腐剤や着色料、香料などが多く含まれています。食べ過ぎないことが大事です。

辛いもの、熱いものも、口腔やのどの細胞にダメージを与えます。また、食べ過ぎ、飲み過ぎも、内臓に負担をかけ、がん細胞発生の原因になります。

運動不足もがん成長の原因になります。不規則な生活や睡眠不足なども免疫力を低下させます。

自分の生活のどこに原因があったのか、答えを見つけたら、今日からそこを一つひとつ改善していきましょう。治療の効果を上げていくには、免疫力の向上を阻んでいることを生活から取り除いていくことも必要です。

「まごわやさしい」を食事の合言葉に

がんの改善にも、予防にも、生活の中でとくに大事になってくるのは、食事です。

では、どのような食事が免疫力の向上に必要でしょうか。

ひと言でいうならば、「まごわやさしい」という食生活です。

「まごわやさしい」とは、食材の頭文字の語呂合わせであり、健康な食生活を表しています。では、どんなものを食べるとよいでしょうか。

【ま】　豆類（大豆、豆腐、納豆など）
【ご】　ごま
【わ】　わかめなどの海藻類
【や】　野菜
【さ】　魚介類
【し】　しいたけなどのきのこ類
【い】　いも類

これらの食材を、毎日、意識して食べるようにしましょう。

すると、腸内環境が整ってきます。私たちの腸には、無数の腸内細菌がすんでいます。それらの腸内細菌は、免疫に深く関与していることがわかっています。

ではなぜ、「まごわやさしい」がよいのでしょうか。ひとつには、食物繊維やオリゴ糖が豊富だからです。これらの栄養素は、腸内細菌のよいエサになります。腸内細菌はそれらをエサとしているときに、水素を発生させることがわかっています。つまり、「まごわやさしい」を意識した食事をしていると、キラーT細胞もミトコンドリアも活性化するのです。

なお、腸内細菌を養う食事は、オプジーボの効果を高めることも報告されています。腸内環境を整える、という意味では、発酵食品も重要です。納豆や味噌などは毎日、とるようにするとよいでしょう。便秘や下痢が起こるのは、腸内環境が悪化している証しです。「まごわやさしい」食事と発酵食品、そして適度な運動で腸の働きを改善させていくことも重要です。

さらに、ビタミンCの豊富な食材も積極的に取りましょう。ビタミンCは「体に優しい抗がん剤」といわれるように、がん細胞の破壊に働きます。ビタミンCだけでがんを治すことはできませんが、がん予防にはなります。ビタミンCは赤ピーマンや黄ピーマン、ブロッコリー、キウイフルーツ、菜の花、イチゴ、キャベツなどに豊富です。また、オレンジやレモン、グレープフルーツなどの柑橘類にも多く含まれます。

最近は、「糖質制限はがんの予防や改善によいか?」と質問されることが増えました。

がん細胞は糖質をエネルギー源にして成長するためです。しかし一方で、糖質は免疫細胞にとっても大事なエネルギー源です。ですから、完全に糖質を制限すると、免疫力を低下させる原因になります。糖質の取り過ぎはもちろんよくありませんが、ほどほどに食べるのは大切と考えます。

　では、肉はどうでしょうか。肉の食べ過ぎは胃腸の負担になりますし、脂質の取り過ぎはがん発症の一因にもなります。ただし、肉は重要なたんぱく源ですから、食べなさ過ぎも免疫力を低下させます。よって、週に２回程度が最適だろうと、私は考えています。お勧めは、脂身の少ない赤身肉。イノシシや鹿などのジビエ料理にはミトコンドリアを活性化するコエンザイムQ10という酵素が豊富です。

　さて、私もふだんの食事では「まごわやさしい」を意識した食事を心がけています。外食時も、「何を食べようかな」と考えるときには、「まごわやさしい」を念頭に料理を選びます。たとえば、食堂では、豚カツ定食や唐揚げ定食よりも、刺身定食や生姜焼き定食を選ぶ。蕎麦屋に入ったら、天ぷら蕎麦ではなく、わかめ蕎麦を注文する。こうしたことだけでも、がん予防になるのです。

がんになったときには

私たちの体内では、1日約5000個ものがん細胞が発生しているというお話はしました。がんは、誰にでも起こり得る病気です。予防に気を配ってきたとしても、発症することもあります。

ですから、がんを発症したとき、「もうだめだ」「死んでしまうのだろう」などとあきらめないことです。だからといって、「がんと闘わなければいけない！」と四六時中、がんのことばかり考えているのもよくありません。

大事なのは、がんになったからこそ、1日の中に、「楽しい」「うれしい」「おもしろい」「幸せ」と感じることをつくり、おおいに笑って過ごすことです。笑えるのは、心が元気な証拠。たくさん笑うと、免疫が活性化されることは、多くの研究によって明らかになっています。

ですから、私は患者さんに

「これからは、心から楽しいと思うことをどんどんやっていきましょう」

と話します。「末期がんなのに、楽しいことなど見つけられません」という人もいますが、笑えることならば、なんでもいいのです。お笑いやかわいい動物の動画を見たり、コメディ映画を鑑賞したり、友人とたわいもないおしゃべりをしたり……。ごく身の回りのものの中から自分が笑顔になれることを見つけ、それを行っていくことが、免疫の向上に役立ちます。

また、散歩に出かけ、日光を浴びることも大切。日を浴びると、セロトニンという幸せを感じるホルモンが分泌されます。「幸せだな、楽しいな」と感じる心をつくるには、日を浴びることも大事。ですから、がんを発症したときにも、家に閉じこもることなく、無理のない範囲で外に出ましょう。

ときには、自然の中に出かけていって、のんびり過ごす時間を持つことも、最高の療養になります。それだけでも、私たちの免疫は動き始め、がん治療によい効果をもたらしてくれるのです。

第6章

「がんで死なない時代」をともに築く

〜赤木純児医師と小山和作医師の対談〜

小山和作（こやま・わさく）
1932年長崎県生まれ。1960年熊本大学医学部卒業。1965年同大学大学院医学研究科卒、同大学第二内科講師を経て、1974年財団法人熊本県健康管理協会専務理事。1978年日本赤十字社熊本健康管理センター所長、25年間同職。2003年同職を退職して、同名誉所長。著書は『がんを呑み込んだ男「ステージ4」と言われた医師のがん闘病記』（幻冬舎）、『予防がいちばん』（熊本日日新聞社）、『「健康からの医学」を求めて─農村医学から予防医学へ─』（鳥影社）など多数。

「きっと治る！」と思わずガッツポーズ

赤木純児医師（以下、赤木）　小山先生は、熊本大学の大学院を卒業後、大学病院の内科医を9年間されていました。そこからなぜ、予防医学の道に進まれたのですか。

小山和作医師（以下、小山）　私が所属していたのは、血液学を専門とする医局でした。ですから、白血病など治療の難しい患者さんが大勢入院していました。懸命に治療をしても、病室で最期を迎えられる患者さんが多い。「もう少し早く治療を始めていれば、助かっていたかもしれない」。そんなことを思うたびに、「大学にのうのうと居座っている場合ではない」と考えるようになりました。人の命を救うには、まず予防から。これが、予防医学の道に籍を移したいちばんの理由です。

赤木　現在、小山先生は予防医学の大家といわれています。その先生が、ステージ4のがんを発症されたとき、どのようなお気持ちでしたか。

小山　そうですね。「なんたることだ！　人様には『予防が大事だ。がんは早く発見して治療すれば、死ぬことはない』と言い続けてきた私が、ステージ4のがんになってしまった」と、ふがいなく感じました。ただ、日本では現在、2人に1人ががんになっていますから、私のように、ふだんから免疫力を高めて病気予防に努めている人間だって、がんにはなる。珍しいことではない、とも思いました。

赤木 私のクリニックでは、血液検査によって免疫の状態を調べています。キラーT細胞を測定すると、がんになりやすいかどうかがわかるのです。小山先生の免疫は、善玉キラーT細胞が多く、悪玉キラーT細胞は少ない、という大変にすばらしい状態でした。ただし、抑制性のキラーT細胞が多かった。それによって、免疫にブレーキがかかり、がんを発症したのではないか、と私は考えています。がんを治すためには、免疫のブレーキを外すことが必要です。これができると、治療がスムーズに進みます。小山先生は治療を始めてから1カ月半ほどで、がん腫瘍がほぼ消失しました。

小山 赤木先生に初めてお会いしたとき、「やってみましょう」と軽くおっしゃったのが印象的でした。その前に受診した病院では、「すぐに入院し、手術をしなければ命が危ない」と告げられていました。手術をすれば、声が出なくなる。食事も流動食になる。「ちょっと待ってください。考える時間をください」とこちらがお願いしなければならないほど、緊迫した状況でした。実際、担当医には「私の親戚なら、『待つ』なんて絶対に許しません」とまで言われました。ところが、赤木先生は極めて楽観的で、私の気も晴れるようでした。

赤木　小山先生のお顔を見たとき、「うまくいく可能性が高いな」と勘が働きました。「なんとしても生きたい」というエネルギーを感じたからとも思います。また、先生が免疫療法に理解が深く、信頼してくださったことも大きいでしょう。免疫力の3割は心の状態が関与します。生きる意欲、そして、医師や治療法への信頼は、がんを改善していくうえで重要です。その点、小山先生は私の治療方針をたちまち信頼し、「やりましょう！」と即決されました。

小山　がんは、体の中の免疫の秩序が狂い出して、変異細胞を野放しにしてしまうことで発生します。したがって、まずは免疫の状態を改善するのが先決とする先生の考えは、大変に道理にあっていて、すぐに共感できました。実際、治療を始めて1週間でがんが小さくなったとわかったとき、「やった！」と思わずガッツポーズが出ましたよ。「きっ

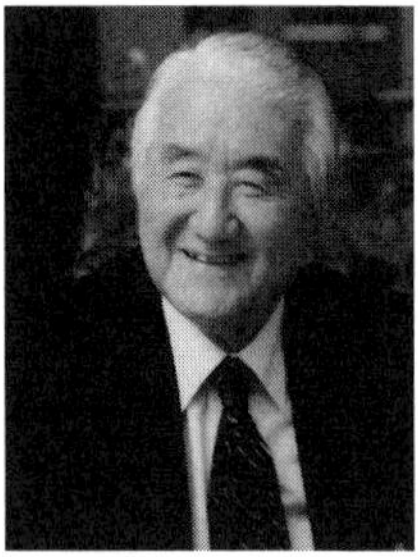

小山和作氏

と治るだろう！」という自信を持てました。

赤木　治療を始めて少しでも改善が表れると、患者さんが信頼を向けてくれるようになります。心が前向きになると、免疫が上がる。すると、治療のほうもスーッとよい結果が出始める。昔から「病は気から」ともいいますが、「病気を治すために、この治療をやり遂げるんだ」と強い気持ちのある人は、やはり治りがよいように思います。

免疫療法でこそ、がんは改善する

小山　外科の医師は、自分の腕を磨くために研鑽を積みます。放射線科医も腫瘍内科医も、自分の専門分野を徹底的に学び、がんを治そうとする。そのため、「がん治療には、もっと有効な方法がありそうだ」と気づいても、なかなかそちらに移っていけないものです。ところが、赤木先生は、外科から免疫統合医療へ見事に転身された。そこには、どのような思いがおありになったのですか。

赤木　外科医として手術に明け暮れていたころ、患者さんの半分は治るのですが、半分は治らない、という壁にぶつかっていました。治ったと思っていたが、再発して亡くなる方も多い。どうしたら患者さんを救えるのか。その答えを探し続けていく中でたどり着いたのが、「免疫療法ならば、がんを治せる」という事実です。私がやりたいのは、手術ではなくて、患者さんを治すこと。それならば、やるべきことは明らかです。どのように免疫を立ち上げていくと、がんを治せるのか。その治療法を構築することでした。

小山　私も医師ですから、「がんは手術をしなければ治らない」と思い込んでいるところがありました。もしも、胃がんだったら、手術をしていたかもしれない。ですが、咽頭がんであったため、「手術は受けない」と決めました。声が出なくなったら、生きがいを失ってしまう。その状態で長生きしたところで意味があるのか、と考えたのです。

ところが、赤木メソッドを受けたら、手術をせずにがんが消えてしまいました。

赤木　以前は、私も手術可能な症例には手を出さないことにしていました。外科医として、がん治療の第一選択は手術だと思い込んでいたからです。

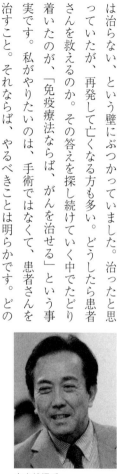

赤木純児氏

ところが、小山先生のように手術可能な方が、「手術をせずに治療したい」と来院されるようになりました。手術、抗がん剤治療、放射線治療という標準治療を受けていない人は免疫が叩かれていないぶん、赤木メソッドの効果が出やすい。その症例を積み重ね、さらに自信を持って、手術可能ながん患者さんへも治療を行えるようになりました。

小山　赤木先生のがんの治療法は、免疫を学んでいる者からすると、「なるほど！」と共感することばかりです。ところが日本には、それを理解できる医師がなかなかいない。先生は、アメリカの国立がん研究所に留学されて、腫瘍免疫学を学んだ経験がおありになる。アメリカと日本では、医療の現場はずいぶん違ってきていますね。

赤木　ええ。アメリカと日本の根本的な違いは、混合診療が認められているか否かです。混合医療とは、医療保険が適用される標準治療と、保険が使えない自由診療を組みあわせて行うこと。日本では混合診療が認められていないため、標準治療で治らないと「行える治療は、もうありません」と終了してしまいます。

ところがアメリカでは、3大治療が効かなくても、「この免疫療法はどうか」「あの遺伝子治療はどうか」などと、主治医が自由診療を勧めてくれます。むしろ、それをしなければ、医師が罰せられてしまう。ですから、アメリカの医師は、さまざまな医療を熱心に勉強し、常に新たな治療法を求めています。現在、学会でも、がん治療といえば免疫療法ばかり扱われています。

ひるがえってわが国の医師は、標準治療の範囲内の治療に熱心な人がほとんどです。効く治療法を求めていれば、必ず免疫療法にたどり着くはずなのに、それがない。なぜなのか。私が聞きたいくらいです。

小山　そこには、日本の医療の歴史がからんでいるのでしょうね。

明治維新以前、日本の医療といえば、漢方など中国医学が主流でした。そこに、最初はオランダ医学、続いて西洋医学が次々に入ってきて、日本の医療界には大議論が起こりました。結局、明治政府は、ドイツ医学を取り入れました。ドイツ医学は研究第一主義の傾向があります。これも重要なことではあるのですが、病気の原因を突き止めることに熱心なぶん、「木を見て森を見ず」となりやすいのです。この流れが今もずっと続いてきているわけです。そのため、いったん自分の専門を決めると、それを突き詰めていく医師が育ってしまうのでしょう。

赤木　そう考えると、日本の医療界では、私や小山先生などのように自分の専門にこだわることなく、「どうすれば患者さんを救えるか」を追い求める医師は、少数派になってしまうのが、よくわかりますね。

セカンドオピニオンを行おう

小山　次に、赤木先生とセカンドオピニオンについて話したいと思います。セカンドオピニオンとは、みなさんご存じのとおり、現在、診療を受けている担当医とは別に、違う医療機関の医師に求める「第２の意見」のこと。これを行うことで、患者さんは、病気や治療への理解を深め、最善の治療方法を選ぶことができます。

現在、セカンドオピニオンは患者さんの当然の権利となっています。ところが、日本の患者さんは、セカンドオピニオンをあまり行いませんね。

赤木　私のクリニックには、セカンドオピニオンで来られる患者さんが大勢います。一方で、担当医が紹介状をなかなか書いてくれなかった、という話は、今もよく聞きます。

10回頼んでようやく書いてもらえた、と言う人もいました。「免疫療法を行っている医師に、セカンドオピニオンをお願いしたい」と言ったところ、「そんな治療は効かないから、やめなさい！」と叱られたという話も珍しくありません。セカンドオピニオンを推奨するのは、医師の義務でもあるのに、その義務を果たさない医師もいるようです。

小山　私も、赤木先生にセカンドオピニオンをお願いした一人です。結局、私は赤木先生の治療を選びましたが、経過観察をしてもらうために、がん専門病院にも通院を続けました。当初、その病院の担当医に「免疫療法を選びたい」と了解を求めました。すると、「そう言われるならやむを得ませんが、今のあなたの状態から判断すると、賛成できません」と言われました。それによって私の気持ちが変わることはありませんでしたが、通常はぐらつくだろうなと感じました。

赤木　よほどの意志と覚悟がなければ、医師に「やめておきなさい」などと言われたら、気持ちが揺らいでしまうでしょう。

私が気になっているのは、患者さんの多くが、最初に会った医師にすべてをゆだねてしまうことです。セカンドオピニオンを受けたいなどと言ったら、「自分のことを信用していないのか」と叱られてしまうのではないかと心配する人もいます。がん患者にとって、医師に見放されてしまうことほど、怖いことはありません。その気持ちはよくわかります。ですが、セカンドオピニオンを快く受け入れない医師というのは、「古い考え方に縛られている」という表れとも言えるでしょう。そうした医師に、自分の命をゆだね続けてよいのか、患者さん自身も考える必要があると思います。

小山 自分の命がかかっているのですから、どの医師に治療をしてもらうかは、自分できちんと選ぶことが大事ですね。先生は、セカンドオピニオンをお願いする医師を選ぶとき、どんなことをポイントに置くとよいと考えますか。

赤木 そうですね。がんになると、「どのような治療を進めていくか」という話が担当医からあります。そのとき、疑問があったり、「他に治療法はないのか」と感じたりしたときに、別の意見を聞くのがセカンドオピニオンです。これによって、自分の病気に多角的な視点を持てるようになります。ですから、ポイントは「担当医とは異なる意見や治療法を行っている医師を、セカンドオピニオンに選ぶこと」です。

たとえば、標準治療を行っている医師は、みなほぼ同じ意見の持ち主です。同じ意見を聞いても、セカンドオピニオンにはなりません。その場合には、別の治療を行っている医師を選ぶと、異なる意見を聞くことができます。

小山　そう考えると、患者さん自身も、どの医師にセカンドオピニオンを頼むか、自ら学ぶ必要が出てきますね。また、今から行う選択が自分自身に適しているのかと理解するためには、がんという病気の本質を知ることも大切でしょう。

私は、がん闘病中の方々に「人事を尽くして天命を待つ」という言葉を伝えたい。自分の命を他人任せにしないでくださいね、という意味です。「餅は餅屋に」と言いますが、餅を食べるのは自分。どのような医療を受けたいのか、この選択は自分で行うことです。

赤木　患者さんの多くは、「餅は餅屋に」となってしまっていますね。「私には難しいことはわからないから、先生にお任せします」という人や、がんになったショックから人生をあきらめて、しぶしぶ家族に連れてこられる人もいます。

小山　がんの告知を受けたとき、すべての人が重い抑うつ状態になります。私もそうでした。落ち込まない人はいません。

ですが、そのあとが重要です。3～10パーセントの人は、重い抑うつ状態が続き、うつ病になっていきます。10～30パーセントの人は、不安な状態から軽い抑うつの状態が続きます。これらの状態にあると、日常生活に支障を来たし、生きる気力も失われます。先ほど先生も話されましたが、心の状態は免疫に強く影響します。

一方で「がんに負けてなるものか」「生きていくためにできることは何か」と、落ち込んだ状態から回復していく人たちもいます。

前者になるか、後者になるかは、２週間でだいたい決まります。後者になるためには、元気なときから「がんになったら、どうするか」とあらかじめ考えておくことも必要です。がんは誰もがなる可能性の高い病気です。そのときが来たら、どのような選択をするとよいのかを考えておくと、死の恐怖に負けない自分でいられると、がん経験者の一人として思います。

「がんで死なない時代」を築く

赤木　小山先生は著書『がんを呑み込んだ男』（幻冬舎）の中で、ステージ４の下部咽頭がんをどのように治されたのか克明に記されています。その中の一節、「医療はサイエンスに支えられたアートである」という言葉が印象的でした。

小山　これは、アメリカの医学者ウイリアム・オスラー博士（1849〜1919）の言葉です。また、古代ギリシアのヒポクラテスも、医学のことを「Art of Medicine」と言ったと伝わっています。健康とは、音楽や彫刻の美と同じように「人間の美」ととらえ、病める人も障害のある人も、人間の美に向かっていこうとする気持ちにさせるのが医学。それが「Art of Medicine」の意味と私はとらえています。

では、アートとは何か。人の心に触れるもの、心を揺さぶるもの。さらにいえば、人の魂や命に触れるものを指します。昔の医師は、感性で患者を理解し、患者の痛みを察知し、そのうえで治療法を考えました。「こんなにも、この医師は自分の健康を大事に思ってくれる」と魂を揺さぶられたとき、患者は「この医師を信じて、健康を取り戻していこう」と腹を決めることができるのです。

ところが、現代の医学は、アートを追放して、冷たくドライなものになってしまった。たとえば、日本は検診王国と言われるように、生涯にわたって数多くの検診を受けることになります。しかし、成果は上がっていません。心を揺さぶるような指導は行われず、ただ数値ばかりが重んじられ、「暴飲暴食をしないように」とお叱りを受ける機会になっているからです。心に響くものが何もなければ、生活の変容などあり得ないし、医師に対する信頼も生まれません。

健康づくりには、科学的方法や手段を用いることも、もちろん必要です。しかし、その基本は、人の心、魂に呼びかけて揺さぶりをかけ、やる気を起こさせ、行動の変容を引き出すこと。これをアートと言わずして、なんと言うのだろうと思います。

赤木 「医学はアート」。素敵な言葉です。実は、私は「医学はロマン」だと常々考えてきました。医療とは、誰のものか。患者さんのものです。患者さんのために、われわれ医師は治療を施します。患者さんには一人ひとり人生があります。その人生を守り、応援するのが医療と考えれば、これ以上にロマンのある仕事はないだろうとも思います。

小山 さすが、文学部出身の医師ならではの言葉ですね。赤木先生は、九州大学文学部を卒業してから、医学部に入り直されたのですね。

赤木 ええ。私の実家は医師の家系で、江戸時代は平戸藩の御典医《ごてんい》でした。それがどういうわけか壱岐島に島流しになり、そこでも医師をしていました。私がその6代目です。それゆえに、医師になることは既定路線のように感じてしまった。そこで、文学少年だった私は、小説家を夢見て文学部に進みました。しかし、小説家として生計を立てるには、経験が足りないと痛感した。家族からは「医師になれ」という圧力もかけられていました。そこで、宮崎医科大学（現・宮崎大学医学部）に入り直したのです。

小山先生も、文系にいったん行かれてから、医学部に進まれていますよね。

小山　赤木先生と私は、知れば知るほど深い縁で結ばれています。私も、九州大学に一度通っています。文学部ではなく法学部でした。そのあとに熊本大学の医学部に入り直しました。出身高校も同じです。もちろん、私のほうがだいぶ先に卒業していますがね。そんな私が、赤木先生の治療で大病を乗り越えたことには、大きな意味を感じます。

予防医学をやっていた人間がステージ4のがんになり、幸いにもよくなった。「おまえには、まだやることがある。死なせるわけにはいかない。生きて、免疫療法の伝道師になりなさい」と神様から言われているような気持ちがします。だからこそ、医師とがん患者という2つの視点から本も書き、赤木先生と一緒に講演会も開いています。ただいま90歳ですが、これからの人生、がんで苦しむ人が一人でも減るよう活動していくのが、私の使命と考えています。

赤木　小山先生の言葉は力強くて、説得力があります。

私も、小山先生との出会いは、偶然ではないと思うのですよね。免疫を活性化すれば、がんは治ることを知らない人がまだまだたくさんいる。「がんは免疫で治すことが大切ですよと、小山先生との出会いを通じてもっと世の中に広めていきなさい」と、天から導かれているように思うのです。

今後、私もさらに熱心に免疫療法の重要性を伝えていきたいと考えています。そうしてゆくゆくは、「がんで死なない時代」を築いていきたい。これが私自身の最終目標です。

本日は、貴重なお時間をありがとうございました。

2023年2月19日、熊本で行われた講演会「医師が教える『がんとの向き合い方』」での、私（赤木）と小山和作先生のパネルディスカッションの映像がYouTubeでご覧になれます。

https://www.youtube.com/watch?v=FHXrlL80ywk

おわりに

最後までお読みいただき、ありがとうございました。

私は医師で、論文は数多く書いてきましたが、一般の方に伝えるとき、「この医学的な内容を、どう語りかけるとわかりやすくなるのか」といつも苦慮します。熊本で小山先生と開催した講演会でも、司会者の女性に「赤木先生の話は、学会の発表を聞いているようだった」と言われてしまいました。

本書も、できる限りかみ砕いて書いたつもりです。それでも、医学的な内容になると、やはり難しさが出てしまいます。しかし、がんという病気と免疫について、正しく理解していただくには、必要な説明でした。「難しい」と感じられてしまったとしたら、申し訳なく思います。

ただ、本書を手に取ってくださった方々は、ご本人ががんであるか、大切な方ががんを発症されたか、いずれかでしょう。かけがえのない人生を守るためですから、がんばって乗り越えてくださったのではないかと信じています。

本書でお話ししたのは、「赤木メソッド」というがん治療の選択肢のひとつです。さまざまある治療法の中の選択肢のひとつと考えてください。

本文の中で、アメリカの医療界の現状をお話ししました。アメリカでは、標準治療も自由診療も、患者さんに適したさまざまな治療法を医師が提示します。そこから何を選択するのかは、患者さん自身です。

ところが日本では、がんの治療法というと、標準治療が絶対的な選択肢として提示されます。他の治療法を担当医から示されることは、ほぼないのが現状です。

ですが、有効な治療法は、他にもあるのです。患者さん自身が正しい知識と思考力、判断力を持って自ら探し出していく必要はあります。ですが、選択肢はいつだってひとつだけではないことを、どうか頭に入れておいてください。

そして、どのような選択をされたとしても、免疫を高めていくことは継続して行っていきましょう。一度は治ったはずのがんが再び現れるのは、免疫力が低下していることが最大の原因です。免疫力を低下させては、がんの成長を抑えることはできないのです。

そのためには、食事と運動、休養はもちろんのこと、水素の吸入もぜひ続けてほしいと思います。現在受けている治療の効果や副作用の軽減に役立つことと信じています。

最後に改めて私の夢を語らせてください。私は一人の医師として「がんで死なない時代」をつくっていきたい。そのためには、がんという病気を「生死をわける大病」から、「適切な治療によっておだやかにつきあっていける持病」のレベルにまで落とし込んでいく必要があります。

医療界からこれを行っていくのは困難を極めます。ですが、柔軟な思考を持たれている患者さんの側から変えていくことは可能だと考えています。「自分の命は自分で守る」と考える意識の高い患者さんが増えていくことで必ず実現できる夢だと信じています。

そのために、まず重要なのは、あなた自身の大切な人生が、自らの選択によって守られていくこと。今、がんを発症されているみなさまがあきらめることなく、人生を最後までまっとうされることを心より願っています。

2023年6月

赤木純児

くまもと免疫統合医療クリニック

〒861-1114
熊本県合志市竹迫2249-2
Tel 096-277-1205
https://kc-iimc.jp/

TOKYO免疫統合医療クリニック
（2023年10月開院予定）
〒104-0045
東京都中央区築地5丁目6-10
浜離宮パークサイドプレイス2階

がんを切らずに治す
がんを知りつくした外科医の結論

著者 赤木純児

2023年8月5日 初版発行
2023年8月20日 2版発行

赤木純児（あかぎ・じゅんじ）
くまもと免疫統合医療クリニック院長。宮崎医科大学（現 宮崎大学医学部）卒業。熊本大学大学院医学研究科博士課程修了後、1992年から1995年まで、アメリカの国立衛生研究所の国立癌研究所に留学し、腫瘍免疫を学ぶ。帰国後、熊本大学医学部付属病院第二外科（現 消化器外科）勤務などを経て、2010年、玉名地域保健医療センター院長に。2020年2月より現職。日本がん治療認定医、消化器がん外科治療認定医、日本外科学会専門医・指導医、日本消化器外科学会専門医・指導医、日本消化器病学会専門医、日本乳癌学会認定医、日本統合医療学会認定医、日本統合医療学会理事・熊本県支部長、日本アロマセラピー学会評議員、理化学研究所客員研究員、国際水素医科学研究会理事長。著書に『水素ガスでガンが消えた！』（辰巳出版）、『がん治療の「免疫革命」』（ワニブックス【PLUS】新書）など。

発行者 佐藤俊彦
発行所 株式会社ワニ・プラス
〒150-8482
東京都渋谷区恵比寿4-4-9 えびす大黒ビル7F
発売元 株式会社ワニブックス
〒150-8482
東京都渋谷区恵比寿4-4-9 えびす大黒ビル
装丁 橘田浩志（アティック）
柏原宗績
編集協力 江尻幸絵
DTP 株式会社ビュロー平林
印刷・製本所 大日本印刷株式会社

ISBN 978-4-8470-6210-0
ワニブックスHP https://www.wani.co.jp